Neumann — Boeder

Funktionsprüfungen in der Herz-Kreislaufdiagnostik

Funktionsprüfungen in der Herz-Kreislaufdiagnostik

von

DR. MED. HABIL. HELMUT NEUMANN
Chefarzt der medizinischen Abteilung der Städtischen Krankenanstalten Koblenz

und

DR. MED. KARL-JOSEF BOEDER
Assistent der medizinischen Abteilung

Mit 37 Abbildungen

WALTER DE GRUYTER & CO.
vormals G. J. Göschen'sche Verlagshandlung · J. Guttentag, Verlagsbuchhandlung
Georg Reimer · Karl J. Trübner · Veit & Comp.
BERLIN 1959

Druck: Franz Spiller, Berlin SO 36

VORWORT

Betreibt man eine klinische Funktionsdiagnostik, verbindet sich damit unmittelbar der Begriff der Funktionsprüfung. Partialfunktionen einzelner Organe, etwa der Leber, werden häufig durch mehrere gleichgerichtete Proben untersucht, die summarische Auswertung soll dann die Entscheidung zulassen, ob eine Organschädigung vorliegt oder nicht. Derartige Funktionsprüfungen gelten heute als Routinemethoden, jede klinische Bewertung oder gutachterliche Stellungnahme des einschlägigen Falles macht die wiederholte Ausführung derartiger Funktionsprüfungen zur Voraussetzung. Die Diagnostik des Herz-Kreislaufsystems hat damit nicht Schritt gehalten, speziell bezogen auf die routinemäßige Anwendung von Funktionsprüfungen im Krankenhaus. Gewiß, wir benutzen seit Jahrzehnten Kreislaufregulationsprüfungen bzw. betreiben die elektrokardiographische Funktionsdiagnostik, aber diese Methoden lassen doch immer wieder eine Starre erkennen, die individuell vorhandene Variabilitäten nicht berücksichtigt. Der Wert der bisher üblichen Kreislauffunktionsprüfungen bleibt ungeschmälert, allein aus dem Grunde, daß alle derartigen Untersuchungsmethoden, einschließlich der von uns an dieser Stelle angeführten, niemals die Exaktheit physikalischer Meßwerte erreichen werden, andererseits wir jedoch damit, je nach Art der angewandten Methode, zu einer weitgehenden Beurteilung in der Lage sind. Wenn wir an dieser Stelle den Wert der physikalischen Kreislaufgrößenbestimmung und der Bestimmung der Herzdynamik hervorheben, so aus dem Grunde, um die durch die üblichen Untersuchungsmethoden erreichte *Flächenprojektion* zu einer mehrdimensionalen *räumlichen Vorstellung* zu erweitern. Daß diese Konzeption ihre Berechtigung hat, haben unsere vielfachen Untersuchungen gezeigt. Die praktische Auswertung entspricht einer echten Funktionsdiagnostik des Herz-Kreislaufsystems, die alle bisherigen Methoden weitgehend ergänzt. Nicht zuletzt hat uns die Entwicklung des Universalelektrokardiographen die Möglichkeit zur Durchführung der hier genannten Untersuchungsmethoden gegeben, so daß es umgekehrt zu bedauern wäre, wollte man bei vorhandener Apparatur nicht alle Möglichkeiten ausnützen und damit schon seit langem bekannte und bewährte Untersuchungsmethoden auch der täglichen Praxis zugute kommen lassen. Im Sinne eines für die Praxis bestimmten Arbeitsbuches sollen jedoch auch die allgemeinüblichen Funktionsprüfungen Berücksichtigung finden, damit jedem an der Kreislaufdiagnostik Interessierten eine sofortige und praktisch ausreichende Information möglich ist. Andererseits, dem Zwecke dieses Buches entsprechend, war es nicht beabsichtigt, alle bisher veröffentlichten Funktionsprüfungen zu erwähnen. Es sind ihrer in der Vielzahl entstanden, viele sind wegen klinischer Unbrauchbarkeit verschwunden, andere haben sich trotz offensichtlicher Mängel behauptet. Aus diesem Grunde soll der speziell bei Chirurgen beliebte Veritol-Test keine Erwähnung finden. Abgesehen von der Zusammenarbeit des Chirurgen mit dem Internisten bei allen Formen operabler Vitien als unerläßliche conditio sine qua non soll auch praktisch jeder chirurgische Patient, bei dem auch nur der Verdacht eines nicht ganz intakten Herz-Kreislaufzustandes besteht, ebensowenig einer prä- und postoperativen internen Fürsorge entbehren, wie deren Unterlassung bei dem vorher genannten Patientenkreis einem Kunstfehler gleichkommt. Möge damit dieser Leitfaden nicht nur eine Hilfe des Internisten, sondern auch ein Bindeglied zu der chirurgischen Disziplin sein.

Koblenz-Kemperhof, Februar 1959

Helmut Neumann
Karl-Josef Boeder

INHALT

III. Teil

IV. Teil

Seite

EINLEITUNG

Die bekannten Untersuchungsmethoden des Herzens und des Kreislaufs wie Inspektion, Palpation, Perkussion und Auskultation besitzen auch heute ihren vollen Wert. Ohne deren Kenntnis, die nur durch jahrelange systematische und vergleichende Untersuchungen erworben werden kann, ist es unmöglich, zu irgendeiner obiges System betreffenden Frage Stellung zu nehmen. Es muß diese Forderung besonders unterstrichen werden, da sich heutzutage die Einstellung zur Überbewertung apparativ erstellter Analysen bemerkbar macht. Gewiß ist das Elektrokardiogramm zum integrierenden Bestandteil der Herzdiagnostik geworden, die röntgenologische Bestimmung der Herzproportionen besonders wichtig, die Herzschallregistrierung als ergänzende Methode unseres physikalisch nicht vollwertigen Gehörs wertvoll, ohne Herzkatheterismus in den meisten Fällen keine Herzoperation möglich, entscheidend ist aber das aufgezeigte Grundwissen für die Diagnose und Prognose und damit für die Durchführung einer rationellen Therapie. Wenn damit die klinische Untersuchung und Beobachtung am Krankenbett auch weiterhin Grundlage der Diagnostik bleiben soll, so haben die technischen Untersuchungsmethoden des Herz-Kreislaufsystems unsere Diagnostik und Beurteilung doch wesentlich bereichert. Eine exakte Beurteilung ohne ein in vielfachen Ableitungen erstelltes EKG ist nicht möglich. Die Röntgenuntersuchung der Brustorgane gibt uns Hinweise, wie wir sie häufig mit den üblichen Untersuchungsmethoden nicht finden, um es ehrlich zu sagen nicht mehr finden können, da viele der genauen Untersuchungsmethoden, wie sie uns durch die Klassiker der klinischen Medizin gelehrt wurden, zu erwähnen nur der Name WENCKEBACH, in Vergessenheit geraten sind. Trotzdem müssen wir uns bemühen, bei jedem Patienten nach sorgfältig erhobener Anamnese einen ausführlichen Herz-Kreislaufstatus aufzustellen, der nur durch eine eingehende Allgemeinuntersuchung möglich ist. Wie viel reizvoller ist dann die Bestätigung der erhobenen Befunde durch die technischen Untersuchungsmethoden, deren Wert um so mehr erhöht wird, wenn wir daraus weitgehende Schlüsse auf die Qualität der Herz- und Kreislaufdynamik ziehen können.

Eine Untersuchungsmethode, die in den letzten 30 Jahren eine weitgehende Klärung vor allem durch FRANK und seine Schule erfuhr, wird in steigendem Maße zum Rüstzeug des Klinikers, die Methode der physikalischen Kreislaufgrößenbestimmung. Es herrscht vielfach die Meinung vor, daß derartige Bestimmungen nur in Kliniken bzw. gut eingerichteten Kreislauflaboratorien durchzuführen sind. Ganz zu Unrecht. Wenn auch die Methode der physikalischen Kreislaufgrößenbestimmung bis zur Entwicklung der Universalelektrokardiographen bzw. bis zur Entwicklung des Infraton-Pulsabnehmeverfahrens nach BOUCKE und BRECHT zur täglichen Übung in der klinischen Diagnostik ungeeignet war, stellt sie jetzt nach Schaffung dieser technischen Voraussetzungen eine wesentliche Bereicherung der Herz-Kreislaufuntersuchungen dar. Mit den bekannten Formeln nach BROEMSER und RANKE bzw. nach WEZLER und BÖGER lassen sich diese Untersuchungen nicht nur in jedem Krankenhaus durchführen, sondern sind auch für die ambulante Praxis ebenso geeignet. Besonders wichtig für die immer stärker werdende Forderung, auch in gutachterlicher Hinsicht, nach einer exakten Herz-Kreislaufuntersuchung. Erforderlich sind nach dem Gesagten das Vorhandensein eines Universalelektrokardiographen mit Infratonzusatz, womit die Möglichkeit der Anfertigung von Kombinationskurven einschließlich der Herzschallregistrierung besteht. Neuanzuschaffen sind dann lediglich die Pulsrezeptoren.

Wenn hier versucht werden soll, die Methodik der physikalischen Kreislaufgrößenbestimmung und Erfassung der Herzdynamik in möglichst einfacher Form zu erklären, so soll damit in erster Linie den Erfordernissen der klinischen Praxis Rechnung getragen werden. Die Methode bezweckt die Bestimmung des Schlag- bzw. Minutenvolumens, der Anspannungs- und Austreibungszeit, des elastischen und peripheren Widerstandes. Viele andere wichtige Kreislaufgrößen können ebenfalls errechnet werden. Hierauf werden wir später noch näher eingehen. Die theoretische Entwicklung der heutigen Kreislaufgrößenbestimmungsmethode nach Wezler-Böger bzw. Broemser-Ranke kann im Rahmen dieser Darstellung, die sich, wie schon gesagt, vorwiegend mit der praktischen Anwendung in der Klinik befassen soll, nicht wiedergegeben werden. Wir verweisen auf die einschlägige und im Anhang angeführte Literatur.

Zahlreiche Verfahren zur Bestimmung des Schlag- und Minutenvolumens wurden entwickelt, dabei muß zwischen direkten und indirekten Methoden, hier wiederum zwischen gasanalytischen Untersuchungen (Fremdgasatmung) und auf physikalischen Gesetzmäßigkeiten beruhenden Verfahren unterschieden werden. Hinsichtlich der erstgenannten Verfahren ist die Anwendung des Fickschen Prinzips maßgebend, d.h. die Beziehung zwischen der Sauerstoffaufnahme des Blutes im rechten und linken Herzen (arteriovenöse Differenz). Während die direkte Methode sich des Herzkatheterismus bedient, wird bei der indirekten Methode die Schwierigkeit der Blutgasanalyse im rechten Ventrikel durch die Fremdgasatmung (Azetylen), das im Organismus nicht resorbiert wird, vermieden. Hier sollen nur die auf physikalischen Prinzipien beruhenden Verfahren angeführt werden.

Wenn wir an dieser Stelle der Schilderung der Kreislaufgrößenbestimmung den weiteren Raum überlassen, so aus dem Grunde einer übersichtlichen und damit unmittelbar in die Praxis übertragbaren Darstellung dieser besonders wertvollen Untersuchungsmethoden. Der Wert der nachfolgend geschilderten Funktionsprüfungen, speziell der Kreislaufregulationsprüfung nach Schellong, bleibt ungeschmälert, wenn auch, wie schon erwähnt, diesen Methoden eine gewisse Starre zu eigen ist. Die elektrokardiographische Funktionsdiagnostik ist heute eine der beliebtesten Funktionsprüfungen, speziell die Möglichkeit der Durchführung durch technisches Hilfspersonal bringt dem Arzt eine zeitliche Entlastung. Trotzdem soll auch hier möglichst ein Arzt zugegen sein, damit die für die Beurteilung so überaus wichtigen Erscheinungen, wie Auftreten von Dyspnoe, Schwindel, Kollaps nicht unberücksichtigt bleiben. Gerade derartige Beobachtungen haben zu einer wesentlich zurückhaltenderen Beurteilung der Belastungs- und Stehkurven geführt und scheinbar pathologische Formen nur als die Folge funktioneller und damit reversibler Durchblutungsstörungen nachgewiesen. Die Phonokardiographie wurde hier nur soweit berücksichtigt, als sie bei der Bestimmung der Kreislaufgrößen erforderlich ist, wir möchten sie auch nicht als Funktionsprüfung im eigentlichen Sinne werten. Die leicht durchzuführende Bestimmung der Kreislaufzeit, der Blutströmungsgeschwindigkeit, ist heute durch die einfache Decholin-Äther-Methode zur unentbehrlichen Funktionsprüfung geworden, der Arbeitsversuch nach Scharf stellt die sinnvolle Erweiterung dar.

Wir betonen an dieser Stelle nochmals, daß wir uns nur auf die Schilderung weniger, jedoch immer brauchbarer Funktionsprüfungen, beschränken. Eine röntgenologische Herzfunktionsdiagnostik kann ebensowenig im Rahmen eines derartigen Leitfadens abgehandelt werden wie etwa die Ballistokardiographie oder die Spiroergometrie, eine nur kurze Schilderung ist für den praktischen Gebrauch wertlos. Bevor wir uns nun der Beschreibung der einzelnen Methoden zuwenden, erscheint es vorteilhaft, eine kurze hämodynamische Betrachtung voranzustellen, damit aufbauend die Methoden und ihre Ergebnisse ihr Fundament erhalten.

HÄMODYNAMISCHE VORBETRACHTUNG

Eine Herzperiode besteht aus der Systole und der Diastole, dabei fallen in die Systole die Anspannungszeit und die Austreibungszeit, während die Diastole mit der Entspannungszeit eingeleitet wird und sich daran die Füllungszeit anschließt. Während der systolischen Anspannung wird der Spannungszustand des Herzmuskels erhöht, ohne Kontraktion der Herzmuskelfaser. In der systolischen Austreibung erfolgt die Entleerung des Ventrikels, gleichzeitig auch die Füllung der Vorhöfe durch die großen Venen. Man bezeichnet diese beiden Vorgänge in der Systole auch als isometrische und isotonische Kontraktionsphase. In der diastolischen Entspannung besteht entsprechend der Bezeichnung mechanisch und elektrisch Ruhe. In der diastolischen Füllung erfolgt das Einströmen des Blutes aus den Vorhöfen in die Ventrikel durch die Vorhofskontraktion. Die beiden synchron geschriebenen Kurven des EKG und des Herztones veranschaulichen nochmals die Vorgänge während einer Herzperiode (Abb. 1).

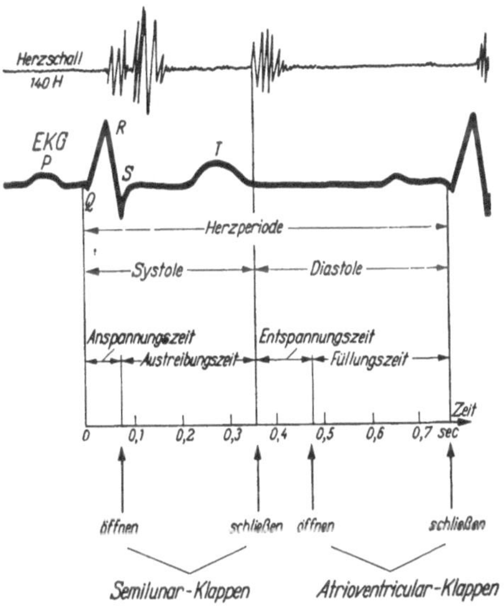

Abb. 1. Zeitliche Unterteilung der Herzperiode

Wie wertvoll die gleichzeitige Schreibung obiger Kurven für die exakte zeitliche Bestimmung der einzelnen Vorgänge ist, werden wir später noch sehen. Es sei nochmals daran erinnert, daß beide Kammern in der gleichen Zeit die gleiche Blutmenge fördern. Die Menge Blut, die ein Ventrikel während einer Austreibungszeit in die Arterien ergießt, ist das Schlagvolumen. Die in einer Minute geförderte Blutmenge also

Schlagvolumen × Zahl der Herzschläge/Min. = Minutenvolumen.

Das normale Schlagvolumen beträgt etwa 60 bis 70 ccm, das normale Minutenvolumen bewegt sich zwischen 3 und 5 Liter. Für diese Schwankungsbreite spielen Belastungsmomente eine wesentliche Rolle, ferner Temperatureinflüsse, Höhenunterschiede, organische Veränderungen u. a. Entleert nun der linke Ventrikel sein

Blut in die Aorta, so erhöht sich der Druck in dem dem Herzen zunächst anschließenden Aortenteil bei gleichzeitiger Erweiterung und fortgeleiteter bis zu den Kapillaren abnehmender Pulsation. Bekanntlich spielt die durch die Elastizität der Gefäßwandung des Arteriensystems bewirkte Windkesselwirkung die Hauptrolle für die Gleichmäßigkeit des Pulses, jedoch nur für den zentralen Puls. In den mittleren und kleinen Gefäßen wird der Puls durch die Gefäßwandung mitbestimmt, mithin bestehen zwischen der Entstehung des zentralen und des peripheren Pulses wesentliche Unterschiede, auf die wir noch wiederholt zurückkommen werden.

Die Entwicklung der Anatomie erbrachte eine klare Vorstellung des Herz- und Gefäßsystems als eine geschlossene Einheit. Es wurden auf Grund verschiedener Bauelemente und entsprechend unterschiedlicher Funktionen die Gefäße in Arterien und Venen unterteilt. Im peripheren Stromgebiet zwischen beiden eingeschaltet fand man die Kapillaren, jene feinen Haargefäße, in denen sich der Stoffaustausch abspielt und die somit den eigentlichen Erfolgsabschnitt der Kreislauffunktion darstellen. Die Arterien ihrerseits wurden in den Abschnitt der Zentralarterien vom elastischen Typ und den Abschnitt der peripheren Arterien vom vorwiegend muskulären Typ unterschieden, deren genauere Abgrenzung später vor allem von BENNINGHOFF erfolgte. Innerhalb dieses Systems findet nun die Blutströmung statt, deren Gesetzmäßigkeiten in ihrer Kenntnis eine der Grundvoraussetzungen jeglicher quantitativen Herz-Kreislaufdiagnostik waren.

Bereits im Jahre 1827 wandte E. H. WEBER das von HERON von MILET vor 2000 Jahren erfundene Bild des Windkessels einer Feuerwehrspritze auf den Blutkreislauf an, indem er diese Windkesselfunktion den Zentralarterien vom elastischen Typ als Energiespeicher zuordnete. Es muß daran erinnert werden, daß wir die fortschreitende elastische Ausdehnung der Arterienwand als Pulswelle bezeichnen. Diese fortschreitende Schlauchwelle entspricht nicht der Strömung des Blutes. Wenn durch die Blutströmung auch der Transport des Blutes veranlaßt wird, ist es ein materiebehafteter Vorgang, während die Pulswelle nur Ausdruck räumlich und zeitlich sich verändernder physikalischer Zustände ist (Blutdruck, mechanische Spannung der Arterienwand.) Die Gesetzmäßigkeit, mit der sich die Pulswelle über das Arteriensystem ausbreitet, ist somit eine Phasengeschwindigkeit, die man mit Pulswellengeschwindigkeit bezeichnet.

Der erste Versuch der Entwicklung eines Strömungsgesetzes überhaupt wurde von POISEUILLE im Jahre 1841 unternommen, der die Strömungsverhältnisse einer strukturell homogenen Flüssigkeit in einem geschlossenen, starren Röhrensystem bei konstantem Druck in horizontaler Lage prüfte. Er erstellte die Gleichung:

$$i = \frac{v}{t} = \frac{\text{Stromstärke}}{\text{ccm/sec}} = \frac{\text{Ausflußmenge (ccm)}}{\text{Zeiteinheit (sec)}}$$

Die Anwendung dieses Strömungsgesetzes auf den Blutkreislauf war ohne weiteres nicht möglich, da in Abwandlung zum Blutkreislauf folgende Abweichungen bestehen:

1. Der Suspensionscharakter des Blutes
2. Das Fehlen der Druckkonstanz
3. Die Elastizität der Strombahn

Mit dieser Problematik beschäftigten sich dann vor allem FRANK und seine Schule, denen wir die tiefere physikalische und mathematische Erkenntnis der Gesetze der Hämodynamik verdanken. WEZLER erstellte in seinem Strömungsgesetz in Anwendung auf den Blutkreislauf folgende Gleichung:

$$i = \frac{\pi \cdot r^4 \cdot P}{8\varrho \cdot l}$$

und sagt: Die in der Zeiteinheit durch eine Röhre getriebene Flüssigkeitsmenge (Stromstärke i) ist direkt proportional dem treibenden Druck (P) und der 4. Potenz der Radiusdimension des Röhrenlumens, während sie indirekt proportional ist der Zähigkeit der Flüssigkeit ($8\,\varrho$) sowie der Röhrenlänge (l).

Die Erstellung des Strömungsgesetzes ergab bereits eine genaue Vorstellung von der Strombahn und dem Geschehen innerhalb der Strombahn. Die ermittelten Größen untereinander so in Beziehung zu setzen, daß sie gültige Rückschlüsse auf das Schlagvolumen, Minutenvolumen, den elastischen Gesamtwiderstand und den peripheren Widerstand erlaubten, blieb Wezler-Böger einerseits und Broemser-Ranke andererseits vorbehalten, die unabhängig voneinander ihre Formeln entwickelten.

Über die Problematik, die beiden Formeln anhaftet, sind auch heute noch ernsthafte Forschungsarbeiten im Gange, andererseits fehlt es nicht an Versuchen, endgültig über die angeblich zu schematisierten Formelansätze von Broemser-Ranke und Wezler-Böger den Stab zu brechen.

O. F. Ranke betonte in einem Referat, das er für eine im Frühjahr 1943 vorgesehene Tagung der Deutschen Gesellschaft für Kreislaufforschung vorbereitet hatte, in diesem Zusammenhang die Wichtigkeit, daß die meßbaren physikalischen Größen des Kreislaufs, wie die Zeiten der Austreibung, der Herzfüllung, des systolischen und diastolischen Blutdrucks und die Pulswellengeschwindigkeit untereinander so in Beziehung gebracht werden müssen, daß sie, wie Helmholtz sagt, in einem praktisch wichtigen Bereich richtig prophezeien lassen. Wezler betont hierzu noch ganz besonders, daß seine Formel der Schlag- und Minutenvolumenbestimmung unter dem Leitgedanken des physikalischen Modells unter bewußter Vereinfachung und Schematisierung der physiologischen Wirklichkeit schrittweise mehr und mehr angepaßt wurde. Wörtlich sagt er: „Abweichungen der Wirklichkeit von der Theorie sind also nicht nur selbstverständlich, sondern eine conditio sine qua non“. Wir möchten nun gleich die sich hieraus ergebende Frage beantworten, ob die Methode der physika-

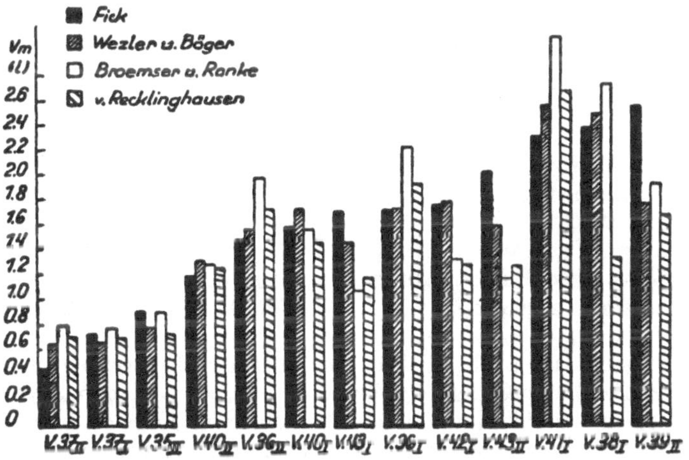

Abb. 2. Vergleichende Werte der Methoden nach Fick, Wezler-Böger, Broemser-Ranke und v. Recklinghausen

lischen Kreislaufgrößenbestimmung im Vergleich zu der bisher geübten gasanalytischen Methode in dem praktisch wichtigen Bereich vergleichbare und brauchbare Ergebnisse liefert. Auch hier halten wir es im Rahmen dieser Erörterungen für richtig, die praktische Überprüfung der Methode und ihrer Fehlerbreite im Vergleich zur gasanalytischen Methode und dem FICKschen Prinzip, das selbst mit einer Fehlerbreite von höchstens 5 bis 6% behaftet ist, anzuführen. In Abbildung 2, die von K. WEZLER und R. THAUER ermittelt wurde, sind Vergleichsbestimmungen des Minutenvolumens am Hund unter Ruhebedingungen angeführt, wobei die Methode von BROEMSER-RANKE gegenüber dem gasanalytischen Prinzip eine mittlere Abweichung von 21,6% ergibt, die von WEZLER-BÖGER eine mittlere Abweichung von 11,1% (Abb. 2).

Die Untersuchungen von H. U. MATTHES ergaben im Vergleich zur Azetylenmethode und der KNIPPINGschen und GROLLMANNschen Stickstoffmethode eine weitgehende Übereinstimmung.

Tabelle I

Vergleichende Werte der Methoden

nach GROLLMANN, WEZLER-BÖGER und BROEMSER-RANKE

Vpn. Nr.	nach GROLLMANN Wert in ccm	nach WEZLER-BÖGER Wert in ccm	nach WEZLER-BÖGER Abweichung in Proz.	nach BROEMSER-RANKE Wert in ccm	nach BROEMSER-RANKE Abweichung in Proz.
1	71,8	63,4	— 11,7*	65,3	— 9,0
2	97,1	99,0	— 7,3	94,0	— 4,3
3	98,4	91,0	— 7,5	97,5	— 1,0
4	78,1	79,6	— 1,8	74,2	— 5,0
5	64,7	64,4	— 0,5	70,1	+ 8,4
6	76,0	89,7	+ 18,0*	91,0	+ 19,7*
7	55,9	52,8	— 5,6	57,2	+ 2,1
8	67,5	71,1	+ 5,3	73,0	+ 8,0
9	71,4	84,5	+ 18,2	78,4	+ 10,0
10	56,8	50,3	— 11,5	54,7	— 3,8
11	50,2	50,1	— 0,2	53,9	+ 7,3
12	84,4	75,0	— 11,0	76,4	— 9,5*
Mittelwert	72,7	71,8		73,8	
	durchschnittl. Abweichung		— 1,24		+ 1,51
	maximale Abweichung		— 11,7 + 18,2		— 9,5 + 19,7

WEZLER selbst gibt an Hand der experimentellen Überprüfung der physikalischen Methoden für die Anwendung im Ruhezustand des Kreislaufs für die Methoden von BROEMSER-RANKE und WEZLER-BÖGER einen etwa gleichgroßen mittleren Fehler von nur wenigen Prozent und einen maximalen Fehler von etwa ± 20% an. Bei akuten Kreislaufumstellungen hält er sowohl die gasanalytischen wie auch die physikalischen Bestimmungsmethoden in ihrer Fehlerbreite für noch nicht zahlenmäßig festlegbar.

Andererseits müssen auch die Vorteile berücksichtigt werden, die es gerade dem mittleren Krankenhaus ermöglichen, eine theoretisch und experimentell gesicherte Methode in einem so wichtigen Untersuchungsbereich ihrer diagnostischen Möglichkeit einzufügen. Es wäre noch zu sagen, daß die physikalische Methode keineswegs apparativ kompliziert ist oder besondere Anforderungen an die Versuchsperson stellt. Sie ist ferner nicht so zeitraubend wie die gasanalytische und gestattet darüber hinaus fortlaufende Messungen, die bei der gasanalytischen Metho'e nicht möglich sind. Eine Rückwirkung auf Atmung oder Kreislauf kann bei er physikalischen Methode nicht eintreten.

Ferner werden eine Reihe wichtiger Größen der Gefäßelastizität un' ie Dauer der einzelnen Herzphasen gleichzeitig ermittelt.

I. Teil

ANWENDUNG AM MENSCHEN

Der Hauptteil unserer Darstellungen soll sich mit den einzelnen Methoden und ihrer praktischen Anwendung am Menschen befassen. Wir halten es jedoch für zweckmäßig, einiges Grundsätzliches über die Pulsregistrierung voranzustellen.

A. Der Arterienpuls

Die Ermittlung verschiedener Kreislaufgrößen setzt eine genaue, möglichst amplitudengetreue Aufzeichnung des zeitlichen Verlaufs des Arterien- und Venenpulses voraus. Der in den Arterien herrschende Innendruck erreicht sein Maximum unter dem Einfluß der Kammersystole. Die rhythmische Tätigkeit des Herzens und die Variabilität des Auswurfvolumens sind mit für den jeweiligen Füllungszustand des arteriellen Systems verantwortlich. Diese Auswurfmenge pro Kammersystole (Schlagvolumen) unterliegt nach Verlassen des Herzens dem Einfluß des umschließenden Gefäßsystems, das seinerseits nach der Eigenschaft seines Elastizitätsmoduls, der später noch Erwähnung findet und seiner nervalen Tonuslage, in gegenseitiger Beeinflussung, auf den Innendruck der eingeschlossenen Blutsäule einwirkt. Da die Blutsäule unter der treibenden Kraft der Kammersystole in bestimmter Zeiteinheit den Weg durch die Zentralarterien bis zu den peripheren Arterien und weiter den Rückweg durch das venöse System zurücklegt, ist es verständlich, daß der jeweilige Innendruck unter den verschiedenen elastischen Eigenschaften der umschließenden Gefäßwände und laufenden Querschnittsänderungen eine veränderliche Größe darstellt. Die Bedeutung des Innendrucks ist aber wesentlich in ihrer Auswirkung auf die Gefäßwand. Führt doch die Gefäßwand unter Einwirkung des Innendrucks je nach ihrer Elastizität Exkursionen aus, die abgeleitet werden können und als Arterienpuls bezeichnet werden. Der Arterienpuls ist somit ein Druckpuls.

1. Der zentrale Puls

Wie aus dem bereits Gesagten hervorgeht, müssen zwischen dem zentralen Puls der Aorta und der großen elastischen Gefäße (Karotis, Subklavia) und dem Puls der peripheren Gefäße (Femoralis) tiefgreifende Unterschiede bestehen. Der zentrale Puls ist in seiner Form wesentlich geprägt von der Tätigkeit des linken Ventrikels mit zeitlich richtigem Schluß der Aortenklappe (Abb. 3).

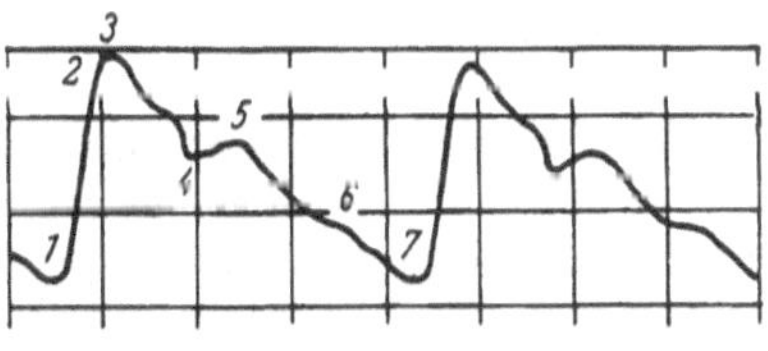

Abb. 3. Puls der Arteria carotis

FRANK bezeichnete die einzelnen Abschnitte der Pulskurve folgendermaßen:

1 bis 2 systolischer Anstieg	5 die Nachschwingung
2 bis 3 Anfangsschwingung	5 bis 6 diastolischer Teil
3 bis 4 systolischer Hauptteil	7 die Vorschwingung
4 die Inzisur	

Die zentrale Pulskurve ist ein Abbild der hämodynamischen Vorgänge innerhalb einer Herzperiode. Am Ende der Anspannungszeit beginnt die Austreibung der Kammer mit dem steilen *systolischen Anstieg*, der den rapid ansteigenden Innendruck durch die Austreibung des Ventrikelinhaltes innerhalb der Arterien widerspiegelt. Die hierbei stattfindende enorme Strömungsgeschwindigkeit und mitgeteilte Beschleunigung der Blutsäule sowie die Drucksteigerung in bezug auf die umschließenden Gefäßwände lassen gelegentlich eine *Anfangsschwingung* in Erscheinung treten, die jedoch immer unscharf erscheint. Es schließt sich der *systolische Hauptteil* an, währenddessen die Austreibungszeit der Kammer bis zur Erlahmung des linken Ventrikels andauert. Entsprechend senkt sich die Pulskurve. Das herzwärts ausweichende Aortenblut wird durch den Schluß der Aortenklappe ganz plötzlich gebremst. Dieser momentane Zustand stellt sich in der Registrierung als *Inzisur* dar, die gleichzeitig dem Ende der Austreibungszeit entspricht. Es ist also bereits in der zeitlichen Bestimmung der zentralen Pulskurve die genaue Festlegung der Austreibungszeit des Herzens möglich. An die Inzisur schließt sich die *Nachschwingung* an, die wiederum als Eigenschwingung der Aorta und der angrenzenden Gefäße, mit der in ihnen eingeschlossenen Blutsäule, als Folge der brüsken Änderung der Bewegung und Druckverhältnisse aufgefaßt werden muß. Der sich anschließende *diastolische Teil* zeigt einen gleichmäßigen Druckabfall, entsprechend dem gleichmäßigen Abstrom nach der Peripherie. Gelegentlich können kleinere Wellen beobachtet werden, die auf Reflexionen der Peripherie zu beziehen sind.

Die am Ende der Diastole beobachtete *Vorschwingung* wird auf die plötzliche Druckerhöhung innerhalb der Kammer infolge der Vorhofsystole und Anspannung der Kammer (isometrische Kontraktion) bezogen und durch eine hierdurch plötzlich eintretende Verminderung der Aortenklappenspannung erklärt.

2. Der periphere Puls

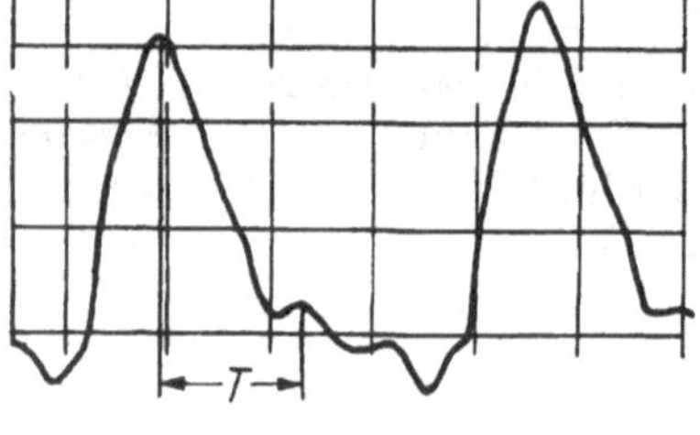

Abb. 4. Puls der Arteria femoralis

Zwischen der Form des zentralen Pulses (A. carotis oder A. subclavia) und der des peripheren Pulses (A. femoralis) bestehen, wie schon gesagt, tiefgreifende Unterschiede (Abb. 4).

Der scharf geschnittene Kurvenzug des zentralen Pulses kommt nicht mehr zur Darstellung. Das Bild erscheint weitgehend abgerundet und ausgeglichen. Eine Unterteilung des Pulses ist nur in eine *systolische Hauptwelle* und in eine oder mehrere *Nachwellen* möglich. Der Anstieg der Hauptwelle erfolgt nicht in dem steilen Winkel des zentralen Pulses, ebenso verhält sich der Abfall. Statt der Inzisur ist jetzt die *dikrote Einsenkung* aufgetreten (Abb. 4). Diese Einsenkung darf allerdings nicht der Inzisur des zentralen Pulses gleichgestellt werden, sie tritt verspätet auf und die angezeigte Drucksenkung ist tiefer als die Inzisur. Nach der dikroten Welle treten eine oder mehrere Wellen auf, die als Eigenschwingungen der Arterien infolge von Wellenreflexionen zustandekommen und die für die Eigenschaften des Arterienrohres bezeichnende Dauer der Grundschwingung des arteriellen Pulses angeben. Es handelt sich hier um das von WEZLER-BÖGER in ihrer Formel angegebene *T femorale*. Hiermit sind schon die hämodynamischen Grundlagen angeschnitten, die für die Prägung des peripheren Pulses verantwortlich sind. Wie bereits dargelegt, kann der periphere Puls nicht als einfache Fortleitung des zentralen Pulses aufgefaßt werden. Der bedeutendste Faktor, der auf die Druckwelle einwirkt, ist wohl der Dämpfungsfaktor des Arterienschlauches, der einen großen Teil der mitgeteilten Energie entzieht und unter Umständen so groß sein kann, daß die Nachwelle, die als Grundschwingung T in der Formel von WEZLER-BÖGER angegeben ist, nicht mehr registriert wird. So können in umgekehrter Weise aus der Form des peripheren Pulses Rückschlüsse auf die Beschaffenheit der Arterienwandungen gezogen werden. Ein weiterer Faktor, der bei der Gestaltung des peripheren Pulses berücksichtigt werden muß, ist die innere Reibung, die ebenfalls in der Arbeit von WEZLER über das Strömungsgesetz des Blutes eine sehr gute Definition gefunden hat.

3. Methoden der Pulsregistrierung

Alle Methoden, die heute zur photographischen Registrierung von Pulsen Anwendung finden, fußen auf den grundlegenden Arbeiten von O. F. FRANK. Er stellte die Forderung auf, daß alle Registrierapparate eine amplitudengetreue, nicht verzögerte Kurve aufzuzeichnen in der Lage sein müssen. Das Gerät muß hierzu eine genügende Empfindlichkeit und darüber hinaus eine Eigenschwingungszahl besitzen, die weitaus höher liegt, als die der raschesten zur Registrierung gelangenden Schwingung der Gefäßwand. Entscheidend wichtig ist hierbei der Pulsabnehmer oder Rezeptor, der in dem Transmissionsvorgang der mechanischen Maßgröße in elektrische Spannungen eine wesentliche Rolle spielt. Die von FRANK angegebene und nach ihm benannte FRANKsche Kapsel ist ein rein pneumatisches System. Wie jedes pneumatische System arbeitet sie mit einer Membran, die in ihrem Spannungszustand weitgehend unkontrollierbar ist und eine geringe Eigenfrequenz besitzt. Sie ist heute kaum noch in Verwendung, soll aber trotzdem eine Erwähnung gefunden haben, weil sie der erste Rezeptor war.

Die praktische Anwendung der Arterienpulsschreibung in der Klinik bedient sich heute des Infraton-Pulsabnehmeverfahrens nach BOUCKE und BRECHT, das über einen EKG-Mehrfachschreiber registriert wird (Abb. 5).

Dieses Verfahren ist dazu geeignet, der Arterienpulsregistrierung und damit der physikalischen Kreislaufgrößenbestimmung eine weite Verbreitung auch im mittleren Krankenhaus zu sichern. Es bedient sich eines elektrostatischen Abnehmers, der einige gut abgeschirmte Kondensatoren besitzt (b) und für einen etwa gradlinigen Frequenzgang garantiert, wenn er in seinem Anwendungsbereich zur Pulsregistrierung am Menschen verwandt wird. Der Frequenzbereich der zu registrierenden Schwingungen bei der Pulsregistrierung wird allgemein von 0,1 bis 200 Hz angegeben. Die Meßempfindlichkeit des Pulsabnehmers wird bei einem Hub von 80 mg mit einem Ausschlag von 1 cm auf dem Registrierstreifen bei normaler Empfindlichkeit des Elektrokardiographen angegeben. Seine äußere Form ist äußerst handlich bei einem sehr geringen Eigengewicht von nur 25 g. Der Pulsabnehmer ist mit einem flexiblen Gummikabel mit dem Vorsatzgerät verbunden. Die Pelotte (a) ist auswechselbar. Es stehen einfach aufschraubbare Pelotten von unterschiedlicher Länge und Aufsatzfläche zur Verfügung.

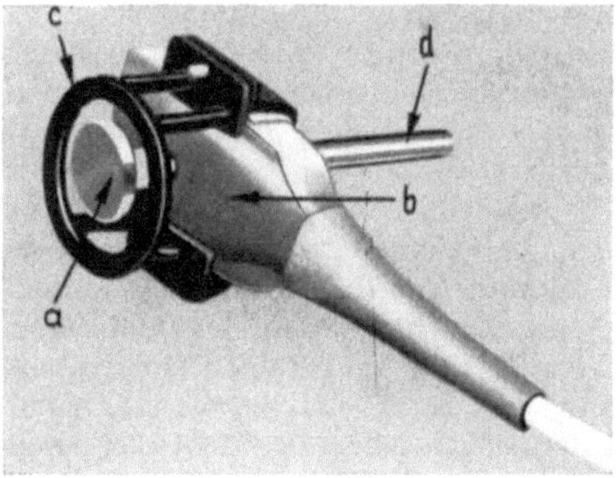

Abb. 5

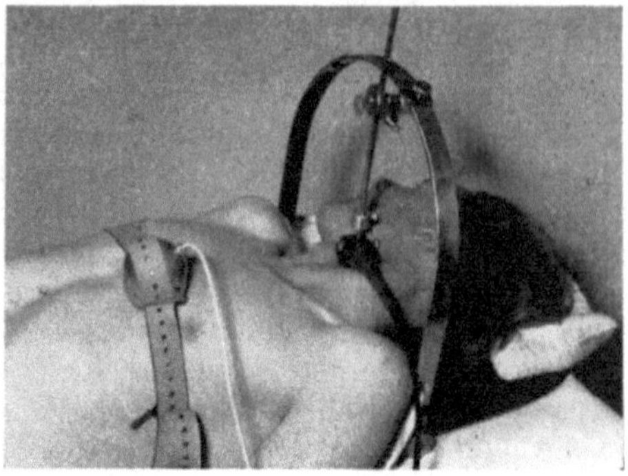

Abb. 6

Abb. 5. Pulsrezeptor mit Ringzusatz (System Boucke-Brecht)
Abb. 6. Abnahme des Carotispulses mittels Bügelstativ

Neuerdings wurde ein Ringzusatz entwickelt, der eine Druckentlastung bei der Abnahme des Pulses gewährleistet (c) und an seiner Rückseite einen Metallstift trägt (d), der in ein Bügelstativ eingeschraubt werden kann (Abb. 6).

Außer der Abnahme mittels Bügelstativ gibt es Binden und spezielle Bandagegürtel, die als Befestigungsvorrichtung dienen.

Aus praktischer Erfahrung heraus halten wir zur Abnahme des Karotispulses das Bügelstativ für besser. Der erforderliche Anlagedruck, der den diastolischen Druck der tiefergelegenen A. carotis ausgleichen muß, kann hierbei besser und einwandfreier erreicht werden. Außerdem ist das Treffen der Arterien bei diesem Verfahren leichter und der Rezeptor bei richtiger Kopflagerung des Patienten gegen ein Verschieben gesichert. Zur Kopflagerung des Patienten bedienen wir uns kleiner Sandsäcke.

Zur Durchführung der Stehversuche haben wir einen Ständer gebaut, bei dem der gleiche Bügel des Bügelstativs für Ruheversuche Verwendung finden kann und damit die Anschaffung eines zweiten Bügelstativs erspart wird.

Der Ständer gewährleistet

1. ein ruhiges Stehen des Patienten
2. eine fixierte Kopfhaltung
3. eine einwandfreie Abnahmefixierung des Rezeptors

und ergibt hiermit saubere und gut auswertbare Kurven im Stehen (Abb. 7a und b).

Zur Abnahme des Femoralispulses hat sich der hierfür bestimmte Bandagegurt bestens bewährt (Abb. 8).

Die Abbildungen 9a und b zeigen den für die Untersuchung vollständig vorbereiteten Patienten mit angelegten Rezeptoren und EKG-Elektroden (Abl. II), sowie Herztonmikrophon.

Vor Abnahme einer Pulskurve unter Ruhebedingungen ist es notwendig, daß der Patient vorher 15 bis 20 Minuten in absolut entspannter Haltung auf dem Ruhebett gelagert wird. Das Ruhebett kann hierbei das gleiche sein, das auch zur EKG-Anfertigung Verwendung findet.

Besonders möchten wir darauf hinweisen, daß das Ruhebett eine feste Unterlage mit der Möglichkeit einer flachen Kopflagerung bieten muß. Zur entspannten Ruhelage der Beine wird zweckmäßig eine Knierolle unterlegt.

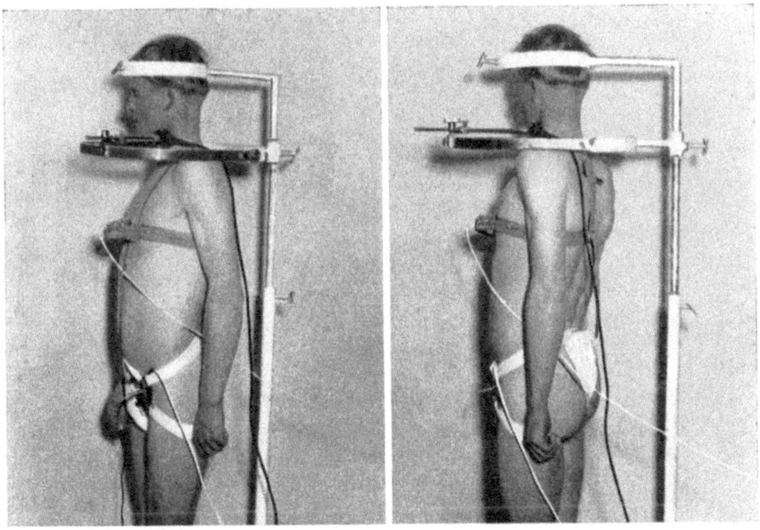

a) b)

Abb. 7. Stehversuch mit Ständer und Bügelstativ

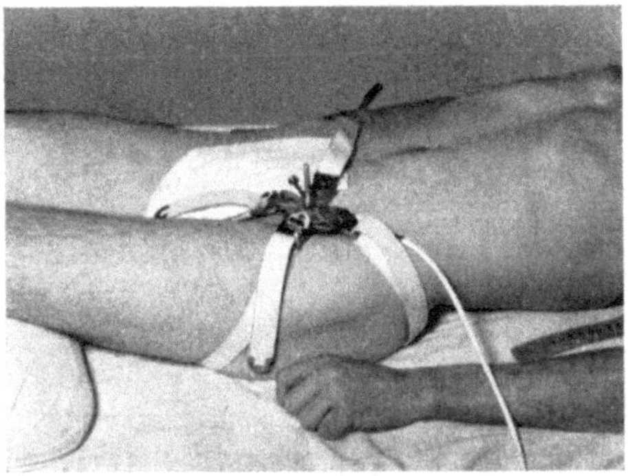

Abb. 8. Abnahme des Femoralispulses mittels Bandagegurt

Die Anlage der Pulsrezeptoren bedarf einiger anatomischer Kenntnisse, ferner etwas Geduld, Übung und eines gewissen Fingerspitzengefühls. Eine Skizze soll die anatomischen Verhältnisse im Bereich der Abnahmestelle des Karotispulses veranschaulichen (Abb. 10).

Zur Entspannung des M. sternocleidomastoideus wird der Kopf des Patienten seitlich nach außen gedreht gelagert. Wie schon gesagt, wird der Pulsrezeptor relativ kräftig aufgesetzt und mittels des flexiblen Gummikabels mit dem Vorsatzgerät (Infraton A nach BOUCKE-BRECHT) verbunden.

Die Anlage des Femoralispulsabnehmers erfolgt mittels Bandagegürtel unterhalb des Leistenbandes. Wenn hierbei der Rezeptor nicht exakt angelegt wird und der richtige Anlagedruck nicht erreicht wird, ist vor allem die Erfassung der Eigenschwingungen der Arterien (Grundschwingung = T fem.) nicht möglich. Die Bestimmung des Schlagvolumens kann dann nicht nach der Methode WEZLER-BÖGER,

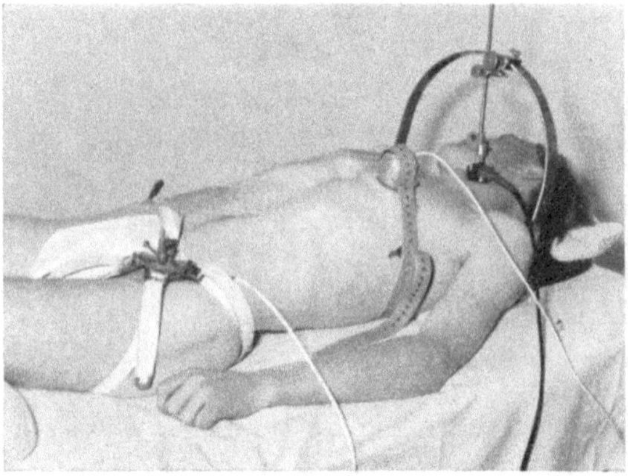

a)

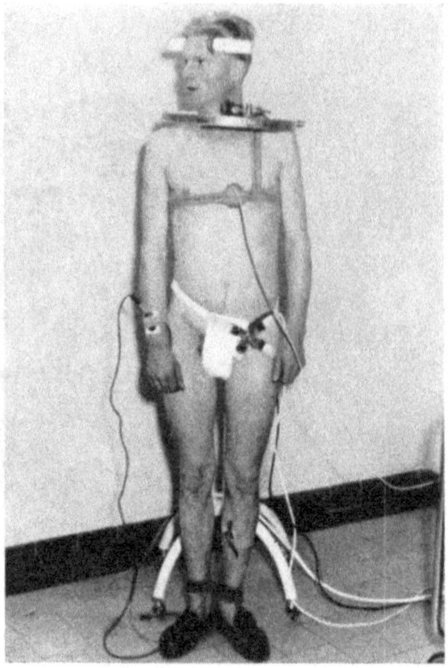

b)

Abb. 9. Vollständige Anlage der Pulsrezeptoren, des Herzschallmikrophones und der EKG-Elektroden

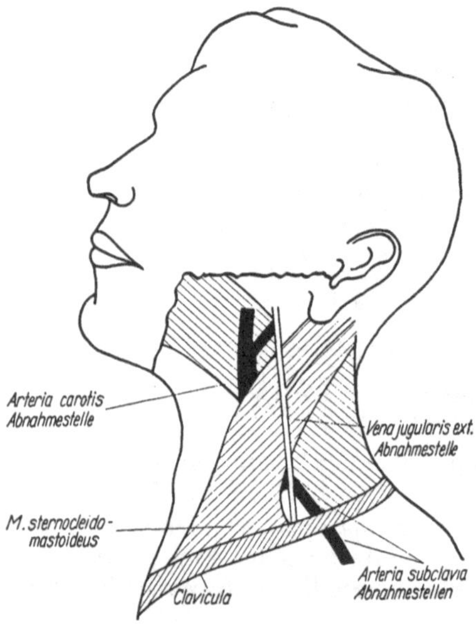

Abb. 10. Anatomische Skizze des Verlaufs der Halsgefäße

wohl aber nach der Methode BROEMSER-RANKE durchgeführt werden, was später noch genauer besprochen wird.

Die Ableitung der Pulskurven ist in ihrer technischen Genauigkeit die Grundvoraussetzung zur Erzielung von auswertbaren Kurven. Eile, Routinemäßigkeit und unkritische Haltung werden nicht zum Ziele führen. Die Beurteilung des abgeleiteten Arterienpulses beginnt bei der manuellen Betastung des Pulses vor Anlage des Rezeptors und endet mit der kritischen Auswertung der geschriebenen Kurve. Der Gesamtvorgang gehört in die Hand ein und desselben Arztes.

B. Die einzelnen Verfahren der Kreislaufgrößenbestimmung

1. Methode nach WEZLER-BÖGER

Wenn wir uns auch immer bewußt sein müssen, daß den durch die einzelnen Verfahren ermittelten Werten verschieden große Meßfehler anhaften, bleibt der Vorteil, insbesondere bei Vergleichsuntersuchungen, doch unbestritten. Wenn man den zentralen Puls der A. carotis und den peripheren Puls der A. femoralis gleichzeitig registriert, läßt sich die Pulswellengeschwindigkeit errechnen. Ermittelt man ferner den Aortenquerschnitt, die Blutdruckamplitude sowie die sogenannte Schwingungsdauer (T-femorale) des Windkessels, läßt sich das Schlagvolumen ermitteln. Wie eingangs schon erwähnt, liegt der physikalischen Schlagvolumenbestimmung die physikalisch und mathematisch ausgebaute Windkesselvorstellung zu Grunde. Unter dem Schlagvolumen versteht man den Inhalt einer Herzkammer, der pro Kammerkontraktion gegen den diastolischen Blutdruck in der Aorta ausgeworfen wird. Dieses Schlagvolumen unterteilt sich in ein Speichervolumen und in ein Durchflußvolumen. In der Auffassung und Bestimmung dieser Größen trennen sich im wesentlichen die Formeln von WEZLER-BÖGER einerseits und BROEMSER-RANKE andererseits. Die Volumelastizität des ganzen Windkessels hat eine ihrer wesentlichen Bestimmungsgrößen in der Länge des funktionellen Windkessels, die WEZLER-BÖGER der Eigenschwingung der Arterien entnehmen. Diese Eigenschwingung der Arterien wird am Puls der A. femoralis in dem schon mehrfach erwähnten sogenannten T-femorale gemessen, worauf später noch einzugehen ist.

Vor der Besprechung der eigentlichen Methodik seien die grundlegenden Formeln nach WEZLER-BÖGER zur Ermittlung des Schlagvolumens (V_s) und Minutenvolumens (V_m) angegeben:

$$\text{Schlagvolumen:}\quad V_s = \frac{Q \cdot T_{\text{fem}} \cdot (p_s - p_d)}{2\,\varrho \cdot c}$$

$$\text{Minutenvolumen:}\quad V_m = \frac{V_s \cdot f}{1000}$$

Hierbei bedeuten:

	Bezeichnung:	Dimension:
Blutdruck	p	dyn/cm²
systolischer Blutdruck	p_s	dyn/cm²
diastolischer Blutdruck	p_d	dyn/cm²
Blutdruckamplitude	$p_s - p_d = \triangle p$	dyn/cm²
Herzfrequenz	f	/min
Massendichte des Blutes	ϱ	g/cm³
Aortenquerschnitt (nach SUTER)	Q	cm²
Pulswellengeschwindigkeit	c	cm/sec
Grundschwingungsdauer	T *fem.*	sec
Pulsdauer	τ	sec

Ferner lassen sich in dem gleichen Arbeitsgang der elastische Gesamtwiderstand (E') sowie der periphere Widerstand (W) bestimmen:

$$E' = \frac{4\,\varrho \cdot c}{Q \cdot T}$$

$$W = \left(\frac{p_d}{\Delta p} + 0{,}5\right) \frac{2c \cdot \varrho \cdot \tau}{Q \cdot T}$$

Beide Formeln lassen sich dann wesentlich vereinfachen und werden für die praktische Anwendung lauten:

$$E' = 4{,}24 \cdot \frac{c}{Q \cdot T_{fem}}\ (\text{dyn/cm}^5)$$

$$W = 800 \cdot \frac{P_m}{V_m}\ (\text{dyn} \cdot \text{sec/cm}^5)$$

Auf die Formel des peripheren Widerstandes wird später noch einzugehen sein.

Die praktische Anwendung des Verfahrens nach WEZLER-BÖGER am Menschen erfordert nach dem Vorhergesagten:

1. die gleichzeitige Registrierung des zentralen Pulses (A. carotis oder A. subclavia) und die des peripheren Pulses (A. femoralis).

Über das Wesen des Arterienpulses und seine Registrierung wurde bereits eingehend gesprochen. Abbildung 11 soll die gleichzeitige Registrierung und die gewonnenen Kurven darstellen:

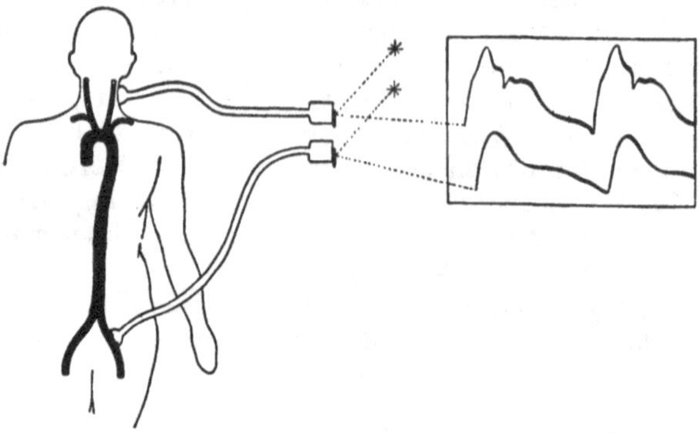

Abb. 11. Schematische Darstellung der registrierten Arterienpulskurven (nach WEZLER)

2. die Messung der Blutdruckamplitude $\Delta\, p = p_s - p_d \left(\frac{\text{dyn}}{\text{cm}^2}\right)$
3. die Bestimmung des Aortenquerschnittes Q (cm^2)
4. die Messung der Grundschwingung des Windkessels T (sec).

a) Die Bestimmung der Pulswellengeschwindigkeit

Die gleichzeitige Registrierung des zentralen und peripheren Pulses ergibt einen zeitlich verspäteten Anstieg des Femoralispulses gegenüber dem des Karotispulses, der genau der Differenz der zurückgelegten Wegstrecke entspricht. Es erhebt sich damit der herzferne Puls um die Zeitspanne später, die die Pulswelle länger braucht, um zur herzfernen als zur herznahen Abnahmestelle zu gelangen. Die Ausmessung der Zeitverspätung an der Kurve erfolgt folgendermaßen:

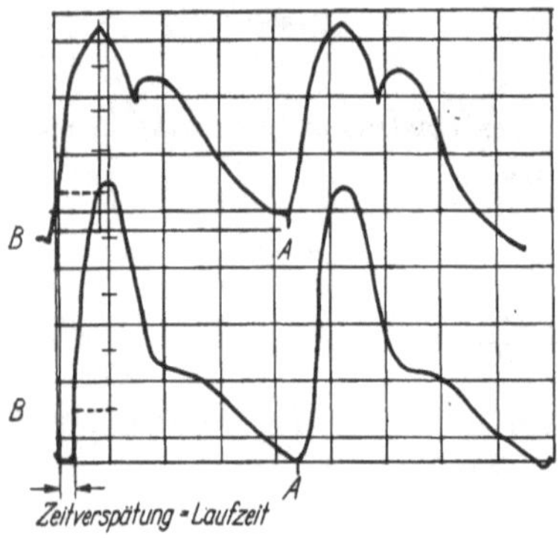

Abb. 12. Ermittlung der Zeitverspätung aus der Kurvenkombination

Einem Vorschlag von FRANK folgend wurde zur Bestimmung der Zeitverspätung nicht die Messung von Fußpunkt zu Fußpunkt (A) der Kurve gewählt, sondern ein neuer Punkt graphisch ermittelt. Er wählte den Punkt $^1/_5$ der Pulskurvenhöhe (B). Die Strecke der Zeitverspätung wird entsprechend der Papiergeschwindigkeit in sec ausgemessen. Bei der angewandten Methodik der Festlegung der Zeitverspätung durch Ermittlung der Meßpunkte = $^1/_5$ der Pulskurvenhöhe, handelt es sich um eine willkürliche Maßnahme, die aber nach allgemeiner Erfahrung richtiger ist, als die Benutzung der direkten Fußpunkte. Werden letztere benutzt, so liegt die Pulswellengeschwindigkeit stets höher. Wie bei jeder graphischen Auswertung von Kurven ist es auch bei der Auswertung der Pulskurven notwendig, wenigstens an einem Kurvenstreifen drei verschiedene Zeitverspätungen zu bestimmen und das gewonnene Mittel einzusetzen. Die Zeitverspätung wird einheitlich als *Laufzeit der Pulswelle* bezeichnet.

Die Messung der Wegstrecke, für deren Zurücklegung die eben ermittelte Zeit benötigt wurde, erfolgt mittels Bandmaß am liegenden Patienten. Die Höhe des Aortenbogens wird in Vereinfachung am oberen Rand des manubrium sterni angenommen. Gemessen wird die Strecke von der Abnahmestelle des Femoralispulses, in Nachahmung des Gefäßverlaufes, durch Führung des Bandmaßes über die Nabelgrube bis zum oberen Rand des manubrium sterni. Diese Strecke bezeichnet man mit *AF* (Aorta Femoralis). Dann wird gemessen die Strecke von der Abnahmestelle des Karotispulses zum oberen Rand des manubrium sterni. Diese Strecke bezeichnet man zweckmäßig mit *AC* (Aorta Carotis). Es muß nun zur Ermittlung der Wegdifferenz *AC* von *AF* abgezogen werden. Die so gefundene Wegstrecke wird von der aus der Kurve ermittelten Laufzeit der Pulswelle zurückgelegt (Abb. 12).

$$\text{Die Pulswellengeschwindigkeit} = \frac{\text{Wegdifferenz (cm)}}{\text{Laufzeit (sec)}}$$

$$\text{Pulswellengeschwindigkeit} = \frac{AF - AC\,\text{(cm)}}{\text{Laufzeit (sec)}}$$

Wie schon erwähnt, ist die Pulswellengeschwindigkeit eine Phasengeschwindigkeit und dem Blutstrom nicht gleichzusetzen. Die Blutströmung ist ein materiebehafteter Vorgang, der unter einer Druckerhöhung erfolgt. Die sich fortpflanzende Druckerhöhung, die als Dehnungs- oder Schlauchwelle des elastischen Arterienrohres imponiert, wird als Pulswelle bezeichnet und ist abhängig von der Beschaffenheit, d. h. der Elastizität der Gefäße und der Dichte des Blutes. Die Elastizität der Arterienwandung ist abhängig von ihrem Elastizitätsmodul. Unter dem Elastizitätsmodul eines Materials versteht man die Kraft pro Querschnittseinheit (kg/cm^2), die notwendig ist, um das Material auf das Doppelte seiner ursprünglichen, im unbelasteten Zustand innegehabten Länge zu dehnen. Die Elastizität der Arterienwand ist somit um so kleiner, je größer ihr Elastizitätsmodul ist und umgekehrt. Zwischen der Pulswellengeschwindigkeit, dem Elastizitätsmodul und der Dichte des Blutes besteht folgende Verknüpfung:

$$\text{Pulswellengeschwindigkeit}^2 = \frac{\text{Elastizitätsmodul}}{\text{Dichte des Blutes}}$$

Hieraus ergibt sich, daß bei bekannter Pulswellengeschwindigkeit der Elastizitätsmodul errechnet werden kann.

$$\text{Elastizitätsmodul} = \text{Dichte des Blutes} \times \text{Pulswellengeschwindigkeit}^2.$$

Die Dichte des Blutes (spez. Masse) ist bekannt und drückt sich in folgender Gleichung aus:

$$\text{Dichte des Blutes} = \frac{\text{Gewicht von 1 cm}^3\ \text{(spez. Gewicht)}}{\text{Erdbeschleunigung (981 cm/sec).}}$$

Spezifische Gewichte des Vollblutes:

1. Männer 1,055 bis 1,062 (nach Lowry)
2. Frauen 1,050 bis 1056 (nach Lowry)

Das spezifische Gewicht steigt und fällt mit der Gesamtzahl der Zellelemente. Der Elastizitätsmodul ist klinisch wichtig bei der Beurteilung und Abgrenzung der Arteriosklerose.

Die Messung der Pulswellengeschwindigkeit ist nur durch einen möglichen Fehler bei der Messung der Arterienstrecke mit einer Ungenauigkeit von etwa $\pm$ 5% behaftet. Die relativen Werte an der gleichen Person ergaben als Vergleichswerte praktisch keine Fehlerbreite.

Die registrierten Arterienkurven lassen oft nur nerval bedingte Tonusschwankungen der Arterienmuskulatur erkennen.

b) Die Messung der Blutdruckamplitude

Die Messung der Blutdruckamplitude erfolgt nach dem Manschettenverfahren, entweder durch subjektiv auskultatorische Kontrolle der Geräusche nach KOROTKOFF oder durch ihre objektive Registrierung. Beiden Methoden liegt die Messung des *gestauten* systolischen Druckes der A. brachialis zugrunde, während eigentlich der Aortendruck in die Formeln einzusetzen wäre. Bekannt ist, daß der Blutdruck im allgemeinen um so niedriger wird, je weiter wir uns vom Herzen entfernen. Umgekehrt wird der systolische Blutdruck an der Manschette schon ohne Stauung erhöht, wie das von BÖGER experimentell festgestellt wurde. Der diastolische Druck liegt um einige Millimeter tiefer als der Aortendruck. Die durch das Manschettenverfahren bedingte Fälschung der Amplitude beträgt nach WEZLER in der Regel 10 bis 15%. Bei der oszillographischen Registrierung der Manschettenpulsationen wird zwar die Fehlerbreite der menschlichen subjektiven Tonregistrierung ausgeschaltet, dafür sind aber die geschriebenen Kurven mit den Fehlern der Auswertung bezüglich des Beginns der Diastole behaftet. Auch neuere Verfahren, die eine objektive Registrierung des KOROTKOFFschen Tons synchron mit der Pulsableitung aufschreiben, ergeben keine fehlerfreie Festlegung des Beginns der Diastole. Also wird auch hier der subjektive Faktor bei der Beurteilung der Kurven wirksam.

$$\Delta p = p_s - p_d \text{ (dyn/cm}^2\text{)}.$$

c) Die Bestimmung des Aortenquerschnittes

Nach der Begründung von WEZLER und BÖGER ist der wirksame Querschnitt des Windkessels durch den Querschnitt der Aorta ascendens gegeben. Diese Bestimmungsgröße ist der direkten Messung nicht zugänglich. Wir sind also auf indirekte Methoden angewiesen, die alle unter einer gewissen Ungenauigkeit leiden. Es wurden von verschiedenen Autoren röntgenologische Verfahren zur Querschnittsbestimmung angewandt (BICKENBACH, LAUBER, KREUZFUCHS). Auch anatomisch gewonnene Maßangaben mit differierenden Ergebnissen liegen vor. Allgemein findet die Tabelle nach SUTER Anwendung, weil in ihr der Altersgradient Berücksichtigung findet (s. Anhang). Die von KREUZFUCHS bestimmten Werte sind um etwa 10% höher als die Werte von SUTER, bieten aber keine ausreichende Berücksichtigung des Altersgradienten. Legt man diese 10% zu Grunde, die bei den SUTERschen Werten zu gering angenom-

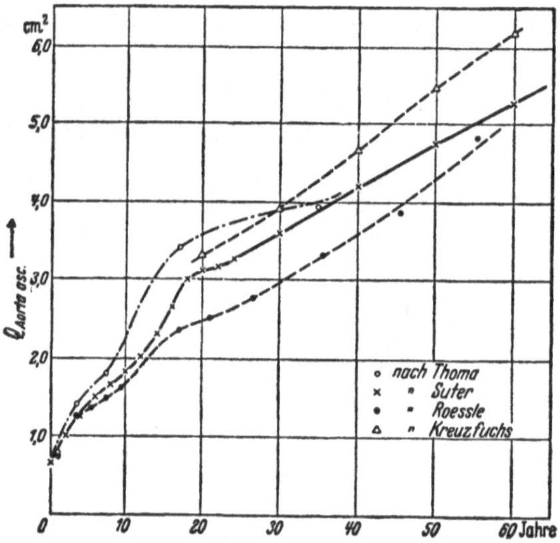

Abb. 13. Vergleichende Werte des Aortenquerschnittes

men werden, dann werden sie durch den etwa gleichgroßen Fehler bei der Messung der Blutdruckamplitude nach dem Manschettenverfahren, das die Blutdruckamplitude um etwa 10% erhöht darstellt, weitgehend ausgeglichen. Bei oszillatorischer Bestimmung der Blutdruckamplitude empfiehlt WEZLER die Verwendung der Querschnittswerte nach KREUZFUCHS.

Abbildung 13 soll verschiedene Alterskurven des Querschnitts der Aorta ascendens wiedergeben.

Die Fehlerbreite, die bei der Bestimmung des Aortenquerschnittes unvermeidlich ist, darf nicht unterschätzt werden. Bestehen doch bei Personen gleichen Alters schon oft erhebliche Unterschiede des Aortenquerschnittes. Bei klinischen Arbeiten muß daher gefordert werden, daß nicht Einzelergebnisse in Vergleich gesetzt werden dürfen, sondern daß nur Versuche, die verschiedene Gruppen von Menschen erfaßt haben, eine berechtigte Vergleichsbasis schaffen.

d) Die Messung der Grundschwingung T

Die Messung der Grundschwingung T erfolgt am Femoralispuls. Die Maßeinheit sind Sekunden (Abb. 14).

Hierbei wird der zeitliche Abstand vom ersten zum zweiten Maximum bestimmt. Da es sich hierbei um Kurven mit abfallendem Druck handelt, gilt als Maximun das jeweilige Krümmungsmaximum. Auch hierbei müssen wieder wenigstens an drei Pulswellen des gleichen Kurvenstreifens die Messungen durchgeführt werden und das hieraus gewonnene Mittel wird dann der Berechnung zu Grunde gelegt. Eine Gegenkontrolle der Ausmessung der Strecke T zwischen dem ersten und zweiten Maximum ist darin gegeben, daß man den doppelten Wert der Halbschwingung vom ersten Maximum zum zweiten Maximum zum Vergleich heranzieht.

Liegt bei der geschriebenen Femoraliskurve kein sicheres zweites Maximum vor, dann kann

1. ein starker Dämpfungsfaktor wirksam sein
2. die Lage des Pulsrezeptors oder der Anlagedruck nicht richtig sein

Es empfiehlt sich, in jedem Falle die Lage des Pulsrezeptors zu kontrollieren, evtl. zu korrigieren und nochmals eine Pulsableitung zu schreiben. Wird auch hierbei kein deutliches T femorale registriert, dann ist die Bestimmung des Schlagvolumens nach WEZLER-BÖGER zu ungenau und praktisch nicht durchführbar. Die geleistete Arbeit der Pulsregistrierung ist aber nicht verloren; denn auch für die Formel nach BROEMSER-RANKE ist die Bestimmung der Pulswellengeschwindigkeit erforderlich, und die Bestimmung des Schlag- und Minutenvolumens kann dann auch nach der Methode von BROEMSER-RANKE erfolgen, die nicht mit der Grundschwingungsdauer (T fem.) rechnet.

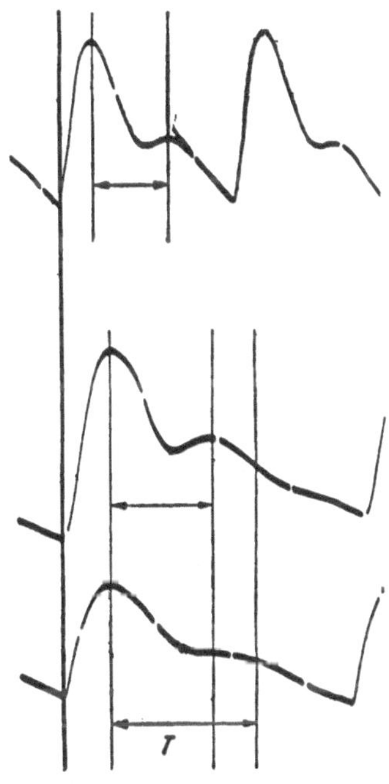

Abb. 14. Zur Messung der Grundschwingung am Femoralispuls des Menschen. Beispiele für verschiedene Größen von 4 Zeitmarken = 1 Sekunde (nach K. WEZLER und A. BÖGER)

Abschließend sei noch ein praktischer Hinweis gegeben. Wir verwenden zur Arbeitserleichterung bei der Pulsabnahme einen doppelseitig beschrifteten Vordruck, der mit den klinischen Angaben dem Untersuchungslabor abgegeben wird und dem Arzt, der die Pulsableitung durchführt, darüber hinaus die Möglichkeit gibt, auf der Rückseite die gewonnenen Daten übersichtlich einzutragen. Er hat somit eine klare Unterlage für die Auswertung der Kurven (s. Anlage).

2. *Methode nach* Broemser-Ranke

Eine weitere Formel wurde von Broemser-Ranke entwickelt. Sie leiten im Gegensatz zu Wezler-Böger ihre Formel aus der Theorie des unendlich langen Schlauches ab, in dem sie eine konstante Abstromgeschwindigkeit über die Kapillaren annehmen. Es entfällt somit die Volumelastizität des Windkessels als Bestimmungsgröße, die Wezler-Böger aus der Eigenschwingung der Arterien entnehmen und als T femorale, wie erwähnt, zu einer wesentlichen Bestimmungsgröße ihrer Formel machen. Darüber hinaus ist entsprechend die Auffassung des Durchfluß- und Speichervolumens eine grundlegend andere.

Broemser-Ranke erhalten das Schlagvolumen aus dem Speichervolumen, das in der Diastole abfließt unter der Annahme der konstanten Abstromgeschwindigkeit, indem sie das Speichervolumen mit 1 + S/D multiplizieren. Sie ziehen so die Systolendauer, die Diastolendauer und die Dauer der Herzperiode mit zur Berechnung heran.

$$\frac{\text{Schlagvolumen}}{V_s\,(\text{ccm})} = 0{,}48 \cdot \frac{Q \cdot T_H \cdot S \cdot (p_s - p_d)}{D \cdot \varrho \cdot c}$$

$$\frac{\text{Minutenvolumen}}{V_m\,(\text{l/min})} = \frac{V_s \cdot f}{1000}$$

$$\frac{\text{Elastischer Gesamtwiderstand}}{E'} = \frac{2\,\varrho \cdot c}{Q \cdot S}$$

Hierbei bedeuten:

	Bezeichnung:	Dimension:
Blutdruck	p	dyn/cm²
systolischer Blutdruck	p_s	dyn/cm²
diastolischer Blutdruck	p_d	dyn/cm²
Herzfrequenz	f	/min
Massendichte des Blutes	ϱ	g/cm³
Aortenquerschnitt	Q	cm²
Pulswellengeschwindigkeit	c	cm/sec
Systolendauer	S	sec
Dauer der Herzperiode	T_H	sec
Diastolendauer	D	sec

Die praktische Anwendung am Menschen erfordert:

1. die gleichzeitige Registrierung des zentralen Pulses (A. carotis oder A. subclavia) und die des peripheren Pulses (A. femoralis),
2. die Messung der Blutdruckamplitude $\Delta p = p_s - p_d$ (dyn/cm²),
3. die Bestimmung des Aortenquerschnittes Q (cm²) nach Suter,
4. die Bestimmung der Systolendauer S (sec),
5. die Bestimmung der Diastolendauer D (sec),
6. die Dauer der Herzperiode T_H (sec).

Bei der Besprechung der Methode können die Punkte 1, 2, 3 übergangen werden, da sie bereits im vorhergehenden Abschnitt, der Methode nach WEZLER-BÖGER, eingehend besprochen wurden.

Zur Bestimmung der Systolendauer, Diastolendauer und der Dauer der Herzperiode wurde von BROEMSER-RANKE die Ermittlung aller Werte aus der Pulskurve angegeben (Abb. 15):

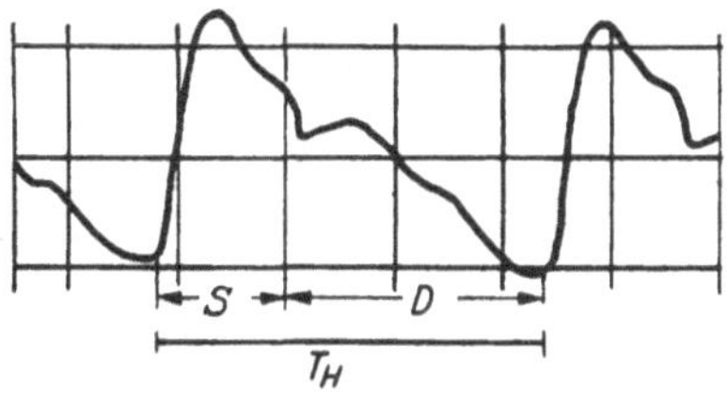

Abb. 15. Zeitliche Unterteilung der Herzperiode an der Pulskurve der Arteria carotis

a) Die Systolendauer wird demnach mit dem Anstieg der Pulskurve bis zum oberen Wendepunkt der Kurve mit ihrem steilen Abfall in die Inzisur angenommen.

b) Die Dauer der Herzperiode wird vom Fußpunkt zum nächstfolgenden Fußpunkt der Pulskurve gemessen.

c) Die Diastolendauer ergibt sich rechnerisch aus den beiden vorermittelten Größen:

$$D = T_H - S$$

Steht zur physikalischen Kreislaufgrößenbestimmung ein Mehrfach-EKG-Schreiber mit mehr als 3 Kanälen zur Verfügung (wir benutzen den 5fach-Schreiber „Cardirex" der SIEMENS-REINIGER AG), so kann gleichzeitig auf einem Streifen die Ableitung aller Kurven sowohl für die Bestimmung der Pulswellengeschwindigkeit, wie zur Bestimmung der Herzphasen erfolgen (Abb. 16).

Diese Kurvenkombination enthält:

1. EKG-Ableitung II
2. Pulskurve der A. carotis
3. Pulskurve der A. femoralis
4. Herzton

Es sind hierbei alle Berechnungen möglich, auch die Bestimmung der Anspannungs- und Austreibungszeit, wie sie BLUMBERGER angegeben hat und worauf später noch eingegangen werden soll.

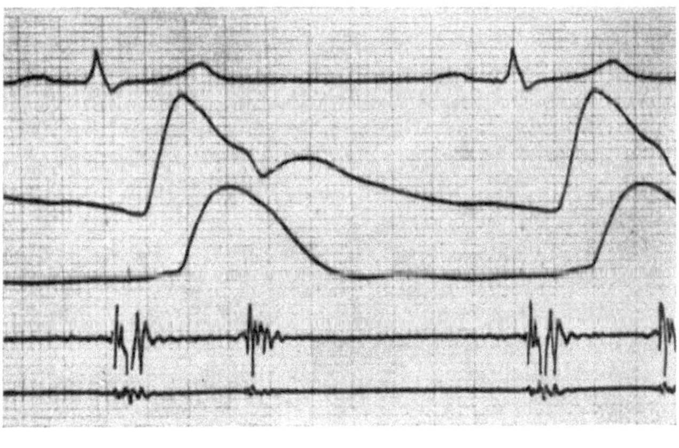

Abb. 16. Kurvenkombination zur gleichzeitigen Bestimmung der Kreislaufgrößen u. der Herzdynamik

Die physikalische Kreislaufgrößenbestimmung umfaßt also 2 Arbeitsgänge:

1. Die Ermittlung der Kurvenkombination
2. Die graphische und mathematische Auswertung der ermittelten Kurven entsprechend der Ansatzformeln nach Wezler-Böger oder Broemser-Ranke.

3. *Die mathematische Auswertung der Kurven mittels Rechenscheiben*

Die Ermittlung der Kurvenkombinationen für beide Methoden der physikalischen Kreislaufgrößenbestimmung wurde bereits eingehend besprochen. Die mathematische Auswertung der hierbei ermittelten Größen kann einmal über die bei jeder Methode angegebenen Formelansätze gehen. Dies ist der direkte Weg, wohl auch der schwierigste und zeitraubenste, der dem ohnehin schon überlasteten Kliniker bei einer höheren Frequenz der Bestimmungsmethode zu einer noch größeren Belastung wird. Es stehen zur mathematischen Auswertung der aus den Kurvenkombinationen gewonnenen Einzeldaten Rechenscheiben zur Verfügung, die von der Fa. Hartmann & Braun entwickelt wurden. Es handelt sich hierbei um ein Hilfsmittel, das wie der bekannte Rechenschieber, eine für klinische Zwecke genügend hohe Rechensicherheit und darüber hinaus eine große Rechengeschwindigkeit erlaubt (Abb. 17).

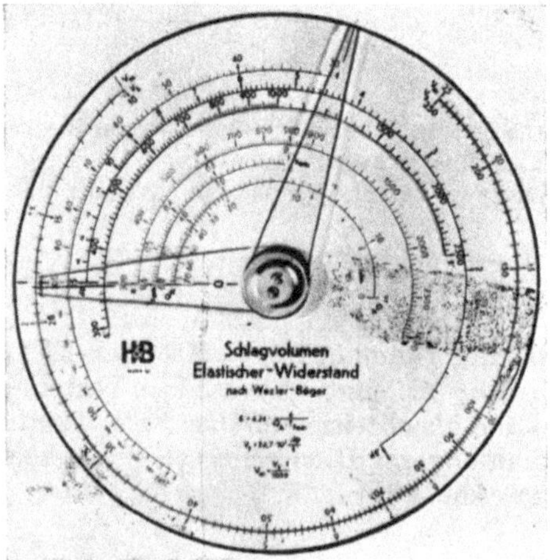

Abb. 17. Rechenscheibe zur Bestimmung des Schlagvolumens und des Elastischen Widerstandes (Werkfoto: Hartmann & Braun, Frankfurt/M.)

Die Rechenscheibe zur Bestimmung des Schlagvolumens und des elastischen Widerstandes nach Wezler-Böger enthält 8 Skalen, von denen jede eine der 8 notwendigen Bestimmungsgrößen darstellt. Die Unterteilungen sind logarithmisch, weil nur Multiplikationen oder Divisionen vorkommen. Die einzelnen Skalen wurden von innen nach außen in der Form angebracht, daß hiermit gleich der Gang der einzelnen Faktoreneinstellung auf der Scheibe nacheinander, in der Richtung von innen nach außen, angezeigt ist. Die Skalen für die abzulesenden Werte von V_s und V_m befinden sich am äußeren Rande. Auf eine nähere Beschreibung der Arbeitsanwendung soll hier verzichtet werden, da diese bei jeder Scheibe mitgeliefert wird.

Die Scheibe vermittelt allerdings nur Werte für den elastischen Gesamtwiderstand bis zu 2500 dyn/cm^5. Dies genügt nach allgemeiner Erfahrung bei weitem nicht, vor allem dann nicht, wenn es sich um pathologische Kreislaufzustände handelt, die ja gerade den Kliniker interessieren. Es muß dann der Wert für E' rechnerisch ermittelt werden.

Die Fehlerquellen bei Benutzung der Rechenscheiben sind ausnahmslos Einstellungsfehler, die nach kurzer Einübung mit Sicherheit vermieden werden können, wenn man sich immer wieder den Gang der Einstellung nacheinander an der Reihenfolge der Skalenanordnung von innen nach außen vor Augen führt. Das gleiche gilt für die Rechenscheibe zur Ermittlung des Schlagvolumens und des elastischen Gesamtwiderstandes nach Broemser-Ranke.

Andersartig ist die Rechenscheibe zur Ermittlung des peripheren Widerstandes nach WEZLER-BÖGER aufgebaut, weil hier neben der Summation auch Quotientenbildung erforderlich ist. Aus diesem Grunde sind die drei inneren Leitern zur Ermittlung der Summe p_m linear geteilt. Der ermittelte Wert von p_m muß dann auf der nächsten, logarithmisch geteilten Skala für p_m neu eingestellt werden, womit die Rechnung in der vorher beschriebenen Weise weitergeführt wird. Es ist also auch hierbei das Einstellungsprinzip in der Reihenfolge von innen nach außen verwirklicht.

4. *Gegenüberstellung der Methoden* WEZLER-BÖGER *und* BROEMSER-RANKE

Beiden Verfahren liegen weitgehende Vereinfachungen der hämodynamischen Grundgesetze des menschlichen Körpers zu Grunde. Verallgemeinert nehmen beide einen Windkessel als gedachte Funktionseinheit an und vertreten über ihre Bestimmungsfaktoren ihre Ansicht. Nach BOHN sind alle diese Werte naturgemäß mit mehr oder weniger großen Meßfehlern behaftet. Viele Bestimmungsgrößen lassen sich am menschlichen Körper kaum mit größerer Genauigkeit als $\pm$ 10% ermitteln, so daß das errechnete Schlagvolumen noch größere Abweichungen als $\pm$ 10% vom tatsächlich vorhandenen Wert aufweisen kann. Es ist daher vorteilhaft, bei vergleichenden Untersuchungen nicht Absolutwerte, sondern nur relative Änderungen der an einem Patienten in verschiedenen Krankheitsphasen erhaltenen Meßwerte unter der Voraussetzung gleicher Verfahrenstechnik miteinander in Beziehung zu setzen. Der Streit um Richtigkeit, Unrichtigkeit oder um die größere und bessere Genauigkeit ist längst beiseite gelegt, weil ein direkter Vergleich zwischen beiden Methoden, eben infolge der verschiedenartigen Ausgangspositionen, nicht möglich ist. Die von RANKE geäußerte Vermutung, daß die Methode von BROEMSER-RANKE bei Herzerkrankungen vielleicht genauere Werte ergäbe, die von WEZLER-BÖGER bei Gefäßerkrankungen, konnte von uns durch Vergleichsuntersuchungen nicht bestätigt werden.

Im allgemeinen liegen die Werte für E' nach der Methode von WEZLER-BÖGER höher als die nach der Methode von BROEMSER-RANKE. Wie nach neueren Messungen, die von WETTERER auf der Tagung der Deutschen Gesellschaft für Kreislaufforschung im April 1956 angegeben wurden, hervorgeht, liegen auch nach dieser von ihm neu entwickelten Methode der Kathetermessung die Werte für E' nach WEZLER-BÖGER etwas zu hoch. Es wird also hier zwischen den Werten der BROEMSER-RANKEschen Methode und der nach WEZLER-BÖGER der zu erwartenden Wert für E' in der Mitte liegen.

Ein bestimmtes Indikationsgebiet zur Anwendung der beiden Methoden als voraussichtlich genauere gibt es nicht. Beide sind richtig und in das Belieben des einzelnen gestellt. Betont sei nochmals, daß beide zur Ermittlung von Absolutwerten nicht geeignet sind, wohl aber sehr geeignet sind Richtungsänderungen anzuzeigen und darüber hinaus viel wichtige und wertvolle Einzelgrößen des Kreislaufs anzuzeigen, wie das im klinischen Teil dargestellt werden soll.

5. *Die Bestimmung der Herzdynamik nach* BLUMBERGER

Der Herzrhythmus wird in 4 große Arbeitsgänge eingeteilt, von denen die beiden ersten (Anspannungs- und Austreibungszeit) der Systole, die beiden anderen (Entspannungs- und Füllungszeit) der Diastole angehören. Das Verhältnis Systole—Diastole ist in vielen Fällen pathologischer Kreislaufzustände aufschlußreich. Gelingt es nun, die Arbeitsgänge der Systole noch einzeln zu erfassen, so sind noch weitere Differenzierungen möglich. Man wählt hierfür die in Abbildung 18 dargestellte Kurvenkombination.

Der Beginn der Austreibungszeit des Herzens ist dem Zeitpunkt der Öffnung der Aortenklappen gleichzusetzen, womit der Kammerinhalt gegen den diastolischen Druck in der Aorta ausgeworfen wird und somit einen rapiden Druckanstieg in der Aorta und den herznahen Gefäßen bewirkt. Dieser Zeitpunkt ist mit dem steilen systolischen Anstieg (A) der Karotispulskurve nach der diastolischen Vorschwingung gegeben. Die Austreibungszeit endet mit dem Schluß der Aorten- bzw. Pulmonalklappen, was sich in der Karotispulskurve durch die scharf geschnittene Inzisur (C) ausdrückt. Die Austreibungszeit ist somit durch den Beginn des systolischen Anstiegs und die Inzisur der Arterienpulskurve begrenzt (Strecke A—C, b).

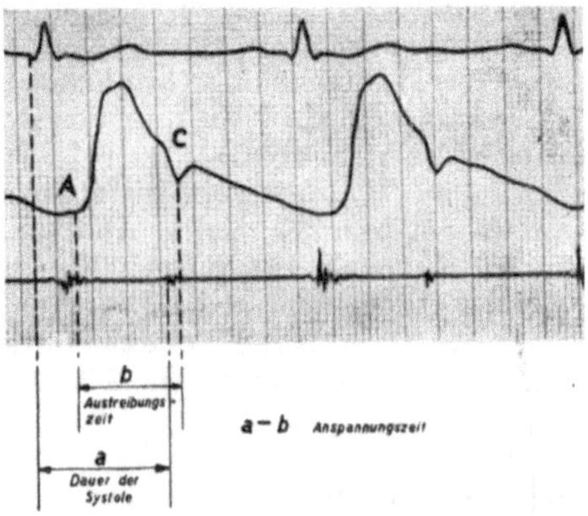

Abb. 18

Abb. 18. Bestimmung der Herzdynamik

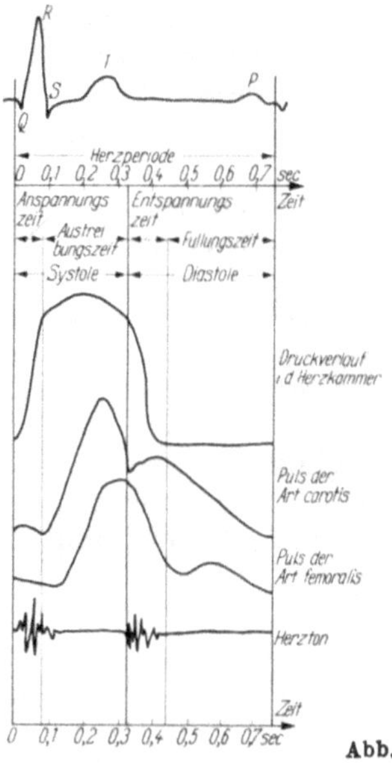

Abb. 19

Abb. 19. Zeitliche Beziehung aller ermittelten Kurven zum Druckverlauf in der Herzkammer

Zur Berechnung der Anspannungszeit muß die Systolendauer bekannt sein, wodurch sich dann das einfache Verhältnis ergibt:

Anspannungszeit = Systolendauer minus Austreibungszeit

Der Beginn der Systole, der mit dem Beginn der Anspannungszeit identisch ist, äußert sich elektrophysiologisch mit dem Beginn der Q-Zacke im EKG. Das Ende der Systole wird durch den Schluß der Pulmonal- und Aortenklappen bestimmt, was sich in der Karotispulskurve dadurch ausdrückt, daß die Kurve steil in die Inzisur abfällt. Auf diesen Klappenschluß folgt unmittelbar der 2. Herzton. Die Systolendauer erstreckt sich demnach vom Beginn der Q-Zacke im EKG bis zum Beginn des 2. Herztones (a). Die Subtraktion der Austreibungszeit von der Systolendauer liefert dann die Anspannungszeit.

Abbildung 19 soll nochmals die zeitliche Unterteilung einer Herzperiode, ferner damit den zeitlichen Zusammenhang der bei der physikalischen Kreislaufgrößenbestimmung erfaßten Kurven mit dem Druckverlauf in der Herzkammer veranschaulichen.

II. Teil

KLINISCHE ANWENDUNGSGEBIETE UND ERGEBNISSE

Abhängigkeit des Schlag- u. Minutenvolumens von verschiedenen physiologischen Größen

A. Der Altersgang des Schlag- und Minutenvolumens

Die Relation Herzgewicht/Körpergewicht ist bekannt. Hieraus ergibt sich die Frage, ob auch zwischen Schlag- und Minutenvolumen zu Körpergewicht und Körpergröße eine bestimmte Relation besteht. Diese Frage wurde von Wezler eingehend untersucht und dahingehend beantwortet, daß ein festes Verhältnis besteht. Es müßte erwartet werden, daß in den Hauptwachstumsperioden demnach Gipfelpunkte im Kurvenverlauf der Werte für Schlag- und Minutenvolumen zustande kämen. Dies ist in der Tat der Fall.

Die nachfolgende Abbildung gibt unsere Ergebnisse wieder, die mit der Methode nach Wezler-Böger an Kreislaufgesunden mittels des Infraton-Pulsabnehmeverfahrens nach Boucke und Brecht ermittelt wurden (Abb. 20).

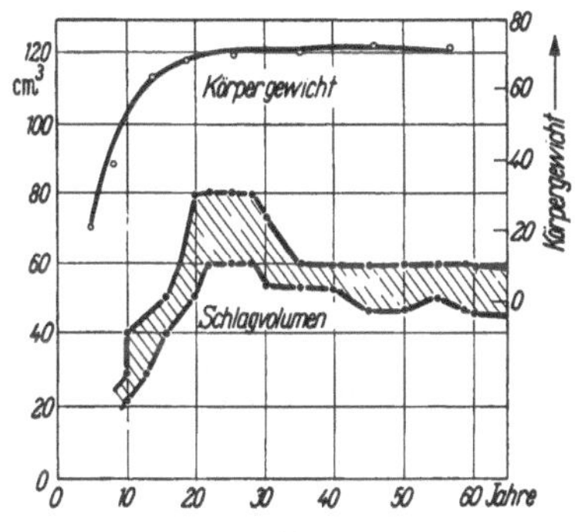

Abb.20

Abb. 20. Abhängigkeit des Schlagvolumens vom Lebensalter u. Körpergewicht

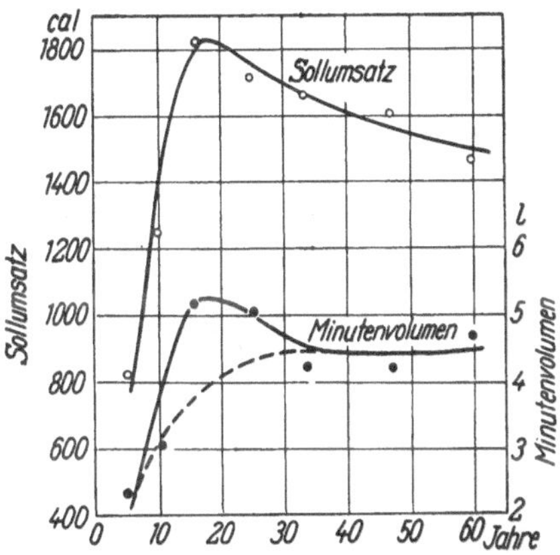

Abb. 21

Abb. 21. Abhängigkeit des Minutenvolumens vom Lebensalter und Grundumsatz (Aus: Verhandlungen Deutsche Gesellschaft für Kreislaufforschung, 1949, Dr. Dietrich Steinkopff)

Es ist hier zunächst das Schlagvolumen im Verhältnis zu Lebensalter und Körpergewicht gesetzt worden. Es wird deutlich, daß vom 10. Lebensjahre ab bis zum 18. bis 20. Lebensjahr die Evolutionsphase in einer Steigerung des Schlagvolumens zum Ausdruck kommt, die in einem fast direkten Verhältnis zum Körpergewicht steht. Wir liegen mit den von uns ermittelten Werten auf der gleichen Höhe, die auch von Wezler angegeben wurde, was die klinische Brauchbarkeit des Infraton-Verfahrens beweisen dürfte.

Während das Schlagvolumen eine weitgehende Übereinstimmung mit dem Körpergewicht zeigt (nach Wezler etwa 1,3 ccm/kg in der Hauptwachstumsperiode), verläuft das Minutenvolumen fast parallel mit der Kurve des Grundumsatzes (Soll-

Umsatz). Damit ist das unter normalen körperlichen Belastungen gemessene Minutenvolumen eine Funktion der Körperoberfläche, die vom Herzen geförderte Blutmenge ist nach dem Vorhergesagten also proportional dem Grundumsatz des Patienten (Abb. 21).

Auch unsere diesbezüglichen Werte befinden sich in Übereinstimmung mit denen nach WEZLER. Zahlenmäßig aufgestellte Normalwerttabellen finden sich im Anhang.

B. Der Altersgang der Pulswellengeschwindigkeit

Will man über den Altersgang der Pulswellengeschwindigkeit etwas aussagen, so muß man sie in Verhältnis zum Blutdruck setzen. Es genügt, hierzu den arteriellen Mitteldruck zu benutzen. Ein weiterer Faktor ist die Elastizität der Strombahn. Durch den Elstizitätsverlust der Aorta mit zunehmendem Lebensalter ist alleine eine Zunahme der Pulswellengeschwindigkeit um 200% von normal 4 m/sec auf 12 m/sec als physiologische Alterszunahme bedingt. Abbildung 22 bringt die Beziehung zwischen Pulswellengeschwindigkeit, Mitteldruck und Lebensalter, wobei eine relativ

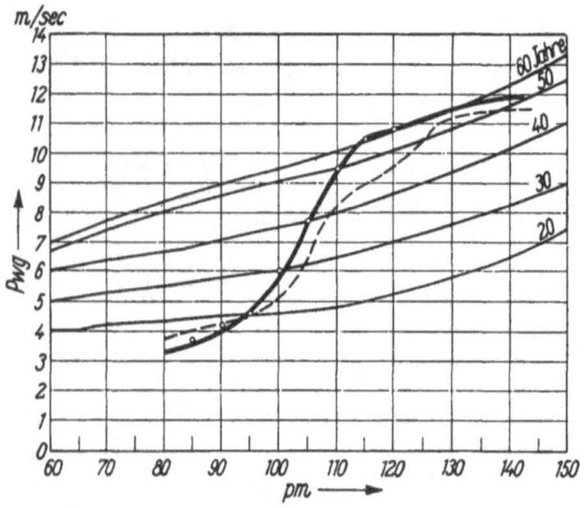

Abb. 22. Abhängigkeit der Pulswellengeschwindigkeit von Mitteldruck und Lebensalter. (Die ausgezogene Linie gibt die errechneten Werte nach WEZLER-BÖGER, die gestrichelte Linie die eigenen Ergebnisse wieder)

große Streuungsbreite auf Grund konstitutioneller Verschiedenheiten berücksichtigt werden muß.

Nach PIRLET und JUNGMANN sind hierdurch allein Abweichungen bei gleichaltrigen Patienten um ± 15% bedingt. Dies muß bei Anwendung der Methode zur Beurteilung pathologischer Kreislaufzustände Berücksichtigung finden.

C. Abhängigkeit von anderen Faktoren

Die Steigerung der allgemeinen physiologischen Leistungsbreite bei Fieberzuständen ist bekannt. Auch die Blutdruckamplitude und vor allem der diastolische Blutdruck zeigen äquivalente Veränderungen. Durch mehrere Versuchsreihen konnten K. WEZLER und R. THAUER die Veränderung der Kreislaufgrößen in bezug zu den wärmeregulatorischen Vorgängen des Organismus bringen und nachweisen, daß zwischen 36° und 37° C Axillartemperatur die steilste Zunahme von Schlag- und Minutenvolumen erfolgt. Diese Tatsache soll besondere Erwähnung gefunden haben, damit auch sie bei der kritischen Auswertung der Ergebnisse Berücksichtigung finde. Eine sehr wichtige Komponente ist die psychische Einstellung des Patienten zur Untersuchung; denn es zeigt sich bei Erregung eine starke Beeinflussung der gewonnenen Werte zu einer sympathikotonen Reaktionslage hin, worauf im Kapitel *Neurozirkulatorische Dystonie* (S. 51) näher eingegangen werden soll. Mit fortschreitender Beruhigung findet man dann als regulatorische Antwort einen Übergang zu einer vorwiegend vagotonen Kreislaufregulationslage. Kurze Erwähnung soll auch noch die Nahrungsaufnahme finden. Es ergibt sich hier eine meist beträchtliche Steigerung des Minutenvolumens, hervorgerufen durch eine Frequenzsteigerung und nicht durch eine Erhöhung des Schlagvolumens. Untersuchungen kurz nach Nahrungsaufnahme sollten, wenn sie für allgemein diagnostische Zwecke (V_s, V_m, W, E') gedacht sind, nicht durchgeführt werden.

D. Einwirkung der Körperlage

Allein die Körperarbeit durch aktives Stehen (etwa 10 Minuten) führt in physiologischen Fällen zu einer Abnahme des Schlag- und Minutenvolumens von etwa 30%. Der elastische Gesamtwiderstand sowie der periphere Widerstand werden, mit hohen individuellen Schwankungsbreiten, in keinem zahlenmäßig festlegbarem Verhältnis, gesteigert. Die regulatorische Tonisierung der Gefäßperipherie ist die physiologische Norm. Der Stehversuch ist in seiner Auswertung und Registriergenauigkeit u. E. dem sogenannten Stehelektrokardiogramm mindestens gleichwertig und in vielen Fällen überlegen. Wir konnten in vielen Fällen, wo der klinische Verdacht einer orthostatischen Kreislaufregulationsstörung bestand, im Steh-EKG keine entsprechenden Veränderungen registrieren, fanden sie aber im Stehversuch bei der Kreislaufgrößenbestimmung ganz eindeutig. Auch hierauf soll im Kapitel *Neurozirkulatorische Dystonie* näher eingegangen werden.

III. Teil

ANWENDUNG ZUR DIAGNOSTIK PATHOLOGISCHER KREISLAUFZUSTÄNDE

Die Krankheitsbilder mit Versagen des Kreislaufs werden täglich häufiger. Der Kliniker steht bei der Analyse vieler Herz-Kreislaufsymptome oft vor schwierigen Problemen und häufig muß rein ex juvantibus die Therapie eingeleitet werden. Hierbei wird nach allgemeiner Erfahrung viel zu oft eine Herzinsuffizienz vorausgesetzt und der teilweise gestörte Funktionsablauf im EKG mit dem gefährlichen Begriff *Myokardschaden* belastet. Die Therapiereaktion ist dann leider zu oft die Anwendung des Strophanthins. Es ist ungeheuer wertvoll und kann gar nicht hoch genug eingeschätzt werden, daß die physikalische Kreislaufgrößenbestimmung eine *Kreislaufsystemanalyse* darstellt. Es resultieren aus der Bestimmung:

1. die Förderleistung des Herzens
2. die Elastizität des Windkessels
3. die peripheren Strömungswiderstände
4. die einzelnen Phasen der Herzdynamik

A. Herzerkrankungen

Bei der Beurteilung der Herzerkrankungen muß immer berücksichtigt werden, daß hier zunächst die Förderleistung des Herzens interessiert, diese aber nur unter Berücksichtigung sowohl der Elastizitätsverhältnisse des Windkessels, als auch der peripheren Strömungsverhältnisse richtig gewertet werden kann.

1. Myokardschädigungen

Unter Berücksichtigung gerade der Förderleistung des Herzens findet man bei Myokardschädigungen eine Herabsetzung des Schlagvolumens bis zu 25%. Es ist hier ein gewisser Zusammenhang mit der Schwere der Veränderungen im EKG zu erkennen. Je schwerer die Veränderungen im EKG erscheinen, desto kleiner ist das Schlagvolumen. Es zeigte sich diese Beobachtung aber nicht ohne Ausnahme. Es kann bei schweren Veränderungen im EKG das ermittelte Schlagvolumen durchaus im Bereich der Norm liegen. Das ist gerade für die Beurteilung des kranken Herzens von Wichtigkeit, denn durch die physikalische Bestimmung des Schlagvolumens wird ja nur das in die Aorta ausgeworfene Volumen bestimmt und dadurch die noch tatsächlich wirksame Förderleistung ermittelt. Das ist eine der Kernfragen jeder Herzbeurteilung, besonders hinsichtlich der durchzuführenden Therapie. Andererseits konnten wir in Übereinstimmung mit WEZLER bei akuten Myokardaffektionen eine Verminderung der wirksamen Förderleistung des Herzens registrieren, bei denen im EKG ein normaler Kurvenablauf bestand und die pathologischen Veränderungen im EKG erst später auftraten.

Im Belastungsversuch wird in direkter Weise eine Insuffizienz des Herzmuskels offenbar, indem die Vermehrung der erforderlichen Zirkulationsgröße nicht durch eine Erhöhung des Schlagvolumens, sondern vorwiegend durch eine Steigerung der Frequenz erfolgt. Hierbei ist von besonderer Bedeutung, daß beim Gesunden beim Arbeitsversuch mit ausreichender Belastung eine Steigerung des Minutenvolumens bis zu 200% erfolgt. Die Fälle der latenten und manifesten Herzinsuffizienz zeigen selbst bei dem kompensatorischen Bemühen über die Frequenzsteigerung eine Zunahme des Minutenvolumens von nur durchschnittlich 70 bis 80%. Gerade diese Beurteilungsmöglichkeit ist von großer Wichtigkeit und gibt vor allem bei gutachterlichen Fragen eine objektivere Basis, als dies durch die anderen Funktionsprüfungen des Kreislaufs möglich ist.

2. Herzklappenfehler

Wir möchten hier nochmals, wie schon eingangs erwähnt, auf die nach wie vor bestehende souveräne Bedeutung der klassischen Untersuchungsmethoden hinweisen, die für die Diagnostik der Vitien immer die Grundlage bilden müssen. Die Verbindung mit den vorzunehmenden technischen Untersuchungsmethoden gibt die Möglichkeit einer zusammenfassenden Beurteilung eines Vitiums sowohl hinsichtlich seiner Natur wie auch seiner besonderen hämodynamischen Eigenschaften. Eine exakte röntgenologische Untersuchung objektiviert die gefundene Perkussionsfigur des Herzens und verschafft uns darüber hinaus die Möglichkeit der exakten Festlegung der Herzproportionen. Die Bedeutung des EKG braucht hier nicht erwähnt zu werden. Die Herztonschreibung (Phonokardiographie) sagt uns Näheres über die Geräuschcharakteristik hinsichtlich der zeitlichen Gebundenheit (systolisch, diastolisch), der Amplitude (hoch, tief), sowie der Dauer (kurz, lang) aus. Eine weitere wertvolle Ergänzung bringt die Registrierung des Arterienpulses in der Beurteilung der Pulsqualität (Pulsus celer, tardus, parvus usw), ferner des Venenpulses (Stauungszustände). Schließlich erfolgt eine weitere Objektivierung der Befunderhebung bei Durchführung der physikalischen Kreislaufgrößenbestimmung. Die rechnerische Ermittlung des Schlag- und Minutenvolumens, die Werte der Elastizitätsverhältnisse und wirksamen Gefäßwiderstände, schließlich die Ermittlung der Systolendauer und Diastolendauer, der Anspannungs- und Austreibungszeit des Herzens ergeben einen tieferen Einblick in die hämodynamischen Verhältnisse. Auch bei der Beurteilung der Prognose, die sich im wesentlichen auf die Fragestellung stützt

1. ist die Kompensation gestört?
2. welche kompensatorische Möglichkeiten hat das Herz noch?
3. wie spricht das Herz auf die Therapie an?

ergibt diese physikalische Kreislaufsystemanalyse eine wertvolle Unterstützung.

a) Aorteninsuffizienz

Die Aorteninsuffizienz bedingt einen Rückfluß des in die Aorta geförderten Blutes in den linken Ventrikel während der Diastole, der sofort bei Erlahmen des linken Ventrikels, also bei Beginn der Diastole, einsetzt. Es kommt hierdurch zu einer diastolischen Mehrfüllung, die bei guter Kompensation vom linken Ventrikel ausgeglichen wird und in der Systole als erhöhtes Schlagvolumen wieder in die Aorta ausgeworfen wird. Dies führt zu einer Erhöhung des systolischen Blutdruckes bei zunächst normalem diastolischem Druck. Der so entstandene Pulsus celer ist bis zur Peripherie zu verfolgen, wo er als Kapillarpuls sichtbar wird. Die Registrierung des stark pulsierenden Karotispulses zeigt diesen Pulsus celer mit steilem Druckanstieg und bringt, entsprechend des mechanischen Rückflusses am Ende der Systole, häufig keine oder nur eine seichte Inzisur zur Darstellung. Die Nachschwankung fehlt immer. Der synchron registrierte Herzton zeigt das gleichzeitig einsetzende diastolische Dekreszendogeräusch am deutlichsten über dem Punktum quintum (Erbscher Punkt). In seltenen Fällen kann dazu noch ein präsystolisches Geräusch registriert werden, das als Flintsches Geräusch auf eine relative Mitralstenose, bedingt durch das Rückflußblut, bezogen wird (Abb. 23).

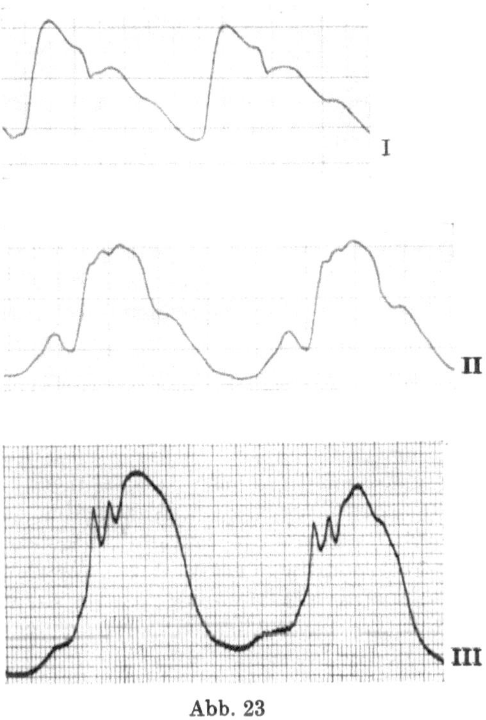

Abb. 23
I. Normaler Puls
II. Aorteninsuffizienz
III. Aortenstenose und Aorteninsuffizienz

Die errechneten Werte für das Schlagvolumen sind entsprechend erhöht und werden in der Regel zwischen 90 bis 180 ccm gefunden. Die Erhöhung des Minutenvolumens ist vorwiegend durch die Steigerung des Schlagvolumens bedingt. In mehreren Fällen fanden wir eine Tachykardie, ohne daß Insuffizienzzeichen nachweisbar waren. In diesen Fällen zeigte sich der periphere Widerstand erhöht, wodurch auch der diastolische Blutdruck etwas höher lag. Diese Erscheinung ist schon seit langem bekannt und wird wahrscheinlich mit Recht auf einen erhöhten Vasomotorentonus bezogen. Die Anwendung von Digitalis wäre hier nicht indiziert. Wie aus dem Vorhergesagten bereits hervorgeht, bleibt der arterielle Mitteldruck relativ niedrig. Die Austreibungszeit wird in allen Fällen verlängert gefunden, teilweise sogar sehr beträchtlich. Die Anspannungszeit verlängert sich nur mit zunehmender Insuffizienz.

Wenn wir nachfolgend von der Symptomatologie der Vitien sprechen, sollen damit lediglich die durch unsere technischen Methoden erhobenen Befunde wiedergegeben werden. Die Kenntnis der klinischen Diagnostik wird vorausgesetzt.

Symptomatologie der Aorteninsuffizienz

a) Pulsus celer mit steilem Anstieg und seichter Inzisur
b) hoher systolischer, niedriger diastolischer Blutdruck und relativ niedriger Mitteldruck
c) hohes Schlagvolumen, häufig Tachykardie
d) Verlängerung der Austreibungszeit
c) typische Herzkonfiguration
f) Diastolikum mit P. m. über dem ERBschen Punkt von Decrescendocharakter

b) Aortenstenose

Die reine Aortenstenose ist eine seltene Erscheinung. Meist ist sie mit einer gleichzeitigen Insuffizienz gekoppelt. Ätiologisch kommt die Endokarditis in Frage, wenn man die kongenitalen Konusstenosen und die Isthmusstenosen ausschließt. Die Pulskurvenschreibung und die Phonokardiographie, sowie die Errechnung des Schlagvolumens, der Anspannungs- und Austreibungszeit bringen hierbei wertvolle Unterstützung. Entsprechend dem Druckverlauf im linken Ventrikel wird der typische Pulsus tardus et parvus (Abb. 24) registriert. Der Kammerinhalt kann sich durch die Enge des Ostiums nur langsam entleeren. Neben dem typischen Pulsus tardus et parvus können oft systolische Gefäßgeräusche im Bereich der Anfangsschwingung der Karotiskurve registriert werden (Abb. 24). Häufig finden sich Verlängerungen der Austreibungszeit bis zu 0,36 sec. Um seiner hämodynamischen Aufgabe gerecht werden zu können, arbeitet das Herz mit einer reflektorischen Bradykardie. Der gleichzeitig registrierte Herzschall zeigt mit P. m. über der Aorta ein langgezogenes Systolikum, der 2. Ton ist ausgesprochen leise, oft unhörbar. Die errechneten Werte für das Schlagvolumen sind niedrig und liegen höchstens an der

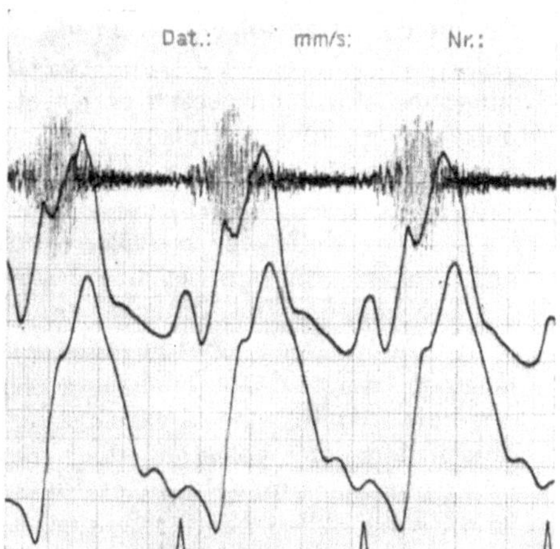

Abb. 24. Kurvenkombination bei typischer Aortenstenose Herzton 140 g A. carotis A. femoralis EKG Abltg. II

unteren Grenze der Norm. Infolge der Bradykardie bleibt auch das Minutenvolumen erniedrigt. Im Arbeitsversuch bleibt die Förderleistung des linken Ventrikels deutlich eingeschränkt. Wir fanden den peripheren Gefäßwiderstand immer erhöht. Um Fehldiagnosen vorzubeugen, möchten wir erwähnen, daß bei trainierten Sportlern ein hypotoner Symptomkomplex vorkommt, der von REINDELL und DELIUS als *Reservestellung des Kreislaufs* bezeichnet wurde. Auch hierbei findet sich eine Bradykardie, oftmals ein Pulsus tardus, eine verminderte Auswurfleistung des Herzens, sowie eine Verlängerung der Anspannungs- und Austreibungszeit. Zu trennen sind diese Fälle durch den Arbeitsversuch mit ausreichender Belastung, wobei die trainierten Sportler eine große Leistungsbreite zeigen. Ferner fehlt bei den trainierten Sportlern das charakteristische, fortgeleitete Systolikum, und eine Hypotonie ist immer nachweisbar. Nicht so bei der Aortenstenose. Es muß also bei der Diagnosestellung der Aortenstenose die Symptomatik voll nachweisbar sein.

Ist der linke Ventrikel infolge der Aortenstenose bereits myogen dilatiert, so ist in den meisten Fällen eine relative Mitralinsiuffzienz mit hinzugekommen.

Symptomatologie der Aortenstenose

a) Pulsus parvus et tardus, teilweise registrierbare systolische Gefäßgeräusche,

b) Verlängerung der Austreibungszeit bis 0,36 sec,

c) Bradykardie,

d) langgezogenes Systolikum mit P. m. über der Aorta, fortgeleitet in die Karotiden, leiser 2. Ton,

e) niedriges, höchstens an der unteren Grenze der Norm liegendes Schlagvolumen und Minutenvolumen. Deutliche Einschränkung der Förderleistung im Arbeitsversuch.

c) Mitralinsuffizienz

Bei der Mitralinsuffizienz beginnt der systolische Rückfluß in den linken Vorhof bereits mit der Anspannungszeit, so daß kein regulärer Spannungszuwachs im linken Ventrikel erreicht wird. Hierdurch kommt es zu einem diastolischen Füllungszuwachs bis zur Höhe der Anfangsspannung. Der diastolische Füllungszuwachs entspricht also zunächst in etwa der Menge des Pendelblutes. Die erste Aufgabe der Kompensation erfüllt der linke Ventrikel. Die Arbeit der diastolischen Mehrfüllung fällt dem linken Vorhof zu, der vom rechten Ventrikel durch einen vermehrten Zufluß unterstützt wird. Es kommt somit zu einer Druckerhöhung in der A. pulmonalis. Aus den hämodynamischen Voraussetzungen ergibt sich die spezielle Symptomatik.

Es findet sich mit P. m. über der Herzspitze ein systolisches Geräusch, das sofort mit dem 1. Ton einsetzt oder kurz nach dem 1. Ton als mesosystolisches Geräusch beginnt. Der 1. Ton ist oft sehr leise, was im Herzschallbild deutlich wird. Die Ableitung über der Basis registriert einen betonten 2. Pulmonaliston. Die Anspannungszeit wurde von uns immer verlängert gefunden. Entsprechend der kompensatorischen Mehrbelastung sind der linke Ventrikel sowie der linke Vorhof dilatiert. Der Herzspitzenstoß ist nach links und unten verlagert. Die Werte für das Schlag- und Minutenvolumen (effektives) liegen bei Kompensation im Bereich der Norm. Blutdruck und Pulsfrequenz ergeben keine diagnostischen Hinweise. Die Gefäßwiderstände und die Pulswellengeschwindigkeit werden ebenfalls nicht beeinflußt. Es resultiert also ein normaler Verlauf der Karotis- und Femoralispulskurve.

Die Diagnose Mitralinsuffizienz darf nicht auf Grund nur eines systolischen Geräusches gestellt werden. Es muß gleichzeitig eine Vergrößerung des linken Ventrikels und vor allem eine Vergrößerung des linken Vorhofs nachweisbar sein. Ebenfalls ist immer dann ein betonter P 2 nachweisbar.

Symptomatologie der Mitralinsuffizienz

a) Lautes Systolikum mit P. m. über der Spitze, betonter P 2, leiser 1. Ton
b) Erweiterung des linken Ventrikels und des linken Vorhofs, Verlagerung des Spitzenstoßes nach links und unten
c) bei Kompensation normales Schlag- und Minutenvolumen
d) charakteristische Verlängerung der Anspannungszeit

d) Mitralstenose

Als einer der häufigsten Klappenfehler kommt die Mitralstenose sehr selten rein vor. Meist ist sie mit einer Mitralinsuffizienz kombiniert. Bei der Entscheidung der Frage, ob die Stenose oder die Insuffizienz funktionell im Vordergrund steht, erfährt die klinische Diagnostik durch die Anwendung der Kreislaufgrößenbestimmung wertvolle Hilfe. Die Entscheidung über diese Frage ist in verschiedener Hinsicht sehr wichtig. Die Mitralstenose ist prognostisch selten gutartig. Die kompensatorische Breite ist geringer als bei der Mitralinsuffizienz, da fast ausschließlich der rechte Ventrikel die Kompensation übernehmen muß. Der linke Vorhof kommt mit seiner geringen Kontraktionsleistung wenig in Betracht. Diese Tatsache wird in vielen Fällen der Arrhythmia perpetua, gerade bei jugendlichen Mitralstenosen, unterstrichen. Es ist also zunächst die Prognose, die bei der Mitralstenose ungünstiger ist, als bei der Mitralinsuffizienz. Daraus ergibt sich notwendigerweise die soziale Indikation bezüglich der zumutbaren Belastung. Gutachterliche Entscheidungen tragen dieser Tatsache nicht immer Rechnung. Eine weitere wichtige Indikation ist die der operativen Behandlung, worauf hier nicht näher eingegangen werden kann. Auch bezüglich der durchzuführenden konservativen Behandlung bestehen Unterschiede.

Ätiologisch kommen die Endokarditis, seltener die Sklerose in Betracht. Bei der Mitralstenose muß das Blut durch das verengte Ostium in den linken Ventrikel hineinströmen. Es ist somit die diastolische Füllung des linken Ventrikels in Frage gestellt. Es kommt zu einem erheblichen Druckunterschied zwischen Diastole und Systole, was einen großen und schnellen Spannungszuwachs beim Schluß der Mitralklappe und somit den lauten 1. Ton verursacht. Das Einfließen des Blutes vom linken Vorhof in den linken Ventrikel erfolgt am schnellsten zu Beginn der Diastole und am Ende der Diastole mit der aktiven Vorhofkontraktion, wenn keine Arrhythmie vorliegt. Somit können sowohl ein protodiastolischer 3. Herzton, Mitralöffnungston (protodiastolischer Galopp), als auch ein präsystolisches Crescendogeräusch, neben einem lauten 1. Ton registriert werden. Bei der Mitralstenose kommt es immer zu einer Drucksteigerung in der A. pulmonalis, was zu einem akzentuierten 2. Pulmonalton führt. Die röntgenologische Feststellung der Herzkonfiguration in den verschiedenen Stadien unterstützt die Diagnostik.

Die Registrierung des Arterienpulses zeigt bei funktionell wesentlichen Stenosen einen typischen Pulsus parvus infolge schlechter Ventrikelfüllung, der zwar nicht so sehr für die Diagnose, als mehr für den Grad der Stenose heranzuziehen ist. Das errechnete Schlagvolumen wurde von uns je nach dem Grad der Stenose zwischen 20 und 30 ccm gefunden. In allen Fällen fanden wir eine Erhöhung des peripheren

Strömungswiderstandes. Wir glauben sagen zu können, daß die Bestimmung des Schlagvolumens gerade bei der Mitralstenose die klinische Diagnostik bereichert und über den Grad der Stenose doch sehr Wesentliches aussagen kann. Bei dem charakteristischen Wechsel der Geräusche bleibt das Schlagvolumen immer konstant erniedrigt, womit der diagnostische Wert dieser Bestimmungsmethode unterstrichen wird. Wir fanden die Anspannungszeit oft verlängert.

Symptomatologie der Mitralstenose

a) Lauter 1. Ton. Wechselnd können registriert werden: Prodiastolischer 3. Herzton (Mitralöffnungston) und präsystolisches Crescendogeräusch,
b) akzentuierter 2. Pulmonalton,
c) oft Verlängerung der Anspannungszeit,
d) Pulsus parvus,
e) extrem niedriges Schlagvolumen (20 bis 30 ccm),
f) röntgenologische Herzkonfiguration.

Wie aus der Kenntnis der Grundlagen der Methode hervorgeht, stellt die physikalische Kreislaufgrößenbestimmung eine Funktionsdiagnostik des linken Herzens dar. Die Arbeit des rechten Herzens kann leider nicht erfaßt werden. Eine diagnostische Bereicherung der Rechts-Links-Shunts kann nicht erzielt werden. Wenn im Vorhergehenden rein diagnostische Hinweise gegeben wurden, so sollen jetzt die Probleme der beginnenden Leistungsschwäche, die Beurteilung des Grades der vorliegenden Leistungsschwäche sowie ihre Besserungsmöglichkeit unter der Therapie besprochen werden. Gerade diese Fragen besitzen vielleicht eine noch größere praktische Bedeutung, als die rein diagnostischen Probleme.

3. Linksversagen

Bei der Linksinsuffizienz ist die Abgrenzung der Schwerestadien von der eben beginnenden Leistungsschwäche bis zur manifesten Dekompensation von Wichtigkeit. Bei der beginnenden Leistungsschwäche setzen zunächst die vielfachen Anpassungsvorgänge ein. Die klinisch faßbaren Veränderungen sind zunächst in einer Vergrößerung des Schlagvolumens auf Kosten einer höheren Anfangsspannung bei erhöhter Anfangsfüllung zu finden. Zu dieser Zeit brauchen weder röntgenologische noch elektrokardiographische Veränderungen nachweisbar zu sein.

Frühsymptome in Ruhe:

Erhöhtes Schlagvolumen bei verlängerter Anspannungszeit und normaler Austreibungszeit.

Bei fortschreitender Insuffizienz kommt es dann zur Verkleinerung des Schlagvolumens, zu einer weiteren Verlängerung der Anspannungszeit und Verkürzung der Austreibungszeit. Dies bedeutet also hämodynamisch, daß der muskelschwache linke Ventrikel nicht mehr zur kräftigen Systole fähig ist und die Menge seines Restblutes sich erheblich vermehrt. Im Elektrokardiogramm sind oft die Zeichen einer pathologischen Erregungsrückbildung nachweisbar.

Insuffizienz in Ruhe:

Vermindertes Schlagvolumen bei verlängerter Anspannungszeit und verkürzter Austreibungszeit.

Bei der manifesten Linksinsuffizienz, die röntgenologisch eine Linkserweiterung zeigt, im Elektrokardiogramm oft diskordante Nachschwankungen aufzeichnet, finden wir bei weiterer Verkleinerung des Schlagvolumens nun fast einen Zusammenbruch der Systole, d. h. bei starker Vergrößerung der Restblutmenge reicht auch die Verlängerung der Anfangsspannung nicht mehr aus, das Herz bricht die Systole vorzeitig ab, wodurch es zu einer starken Verkürzung der Austreibungszeit kommt. In diesem Stadium fanden wir die peripheren Gefäßwiderstände immer erhöht.

Manifeste Linksinsuffizienz (Dekompensation):

Weitere Verkleinerung des Schlagvolumens, Verlängerung der Anspannungszeit, extreme Verkürzung der Austreibungszeit, Steigerung des peripheren Widerstandes.

Die Steigerung des peripheren Widerstandes wurde wohl zu Recht von LAUBER, STEINMANN u. a., bei gleichzeitiger Abnahme des Minutenvolumens, als zweckmäßige Regulation aufgefaßt, die zur Aufrechterhaltung eines ausreichenden arteriellen Mitteldrucks notwendig ist, wenn die Füllung der peripheren Stromgebiete zumindest in den lebensnotwendigen Organen nicht erliegen soll. Diese Tatsache ergibt sich schon bei der Blutdruckkontrolle, indem der diastolische Wert meist normal oder sogar leicht erhöht gefunden wird.

Ein Beispiel sei hier angeführt, das die Wichtigkeit und Bedeutung der Kreislaufsystemanalyse klar herausstellt. Ein 33 Jahre alter Mann wurde zur stationären Beobachtung und Behandlung eingewiesen. Bei Erhebung der Anamnese gab er an, schon von Jugend an eine gewisse Atemnot gehabt zu haben. Er leistete seinen Wehrdienst bei der Marine ohne größere Schwierigkeiten. Seit einigen Wochen nun traten pektanginöse Beschwerden auf und die Atemnot wurde deutlicher. Bei der Perkussion des Herzens wurde eine Verbreiterung nach links um einen Querfinger über die MCL hinaus festgestellt, die Herztaille erschien verstrichen. Die Auskultation erbrachte einen lauten 1. Ton, ein scharfes Systolikum über der Spitze und Basis und einen gedoppelten 2. Ton. Dekompensationszeichen fanden sich nicht. Der Patient klagte über zeitweiliges Herzstolpern. Im Elektrokardiogramm konnte vorwiegend in den präkordialen Ableitungen eine pathologische Erregungsrückbildung nachgewiesen werden. Die klinische Gesamtauffassung war zunächst die eines kombinierten Mitralvitiums mit Überwiegen der Mitralstenose. Die Röntgenuntersuchung zeigte einen vergrößerten linken Ventrikel mit Einengung des HKR.

Um eine Klärung der hämodynamischen Vorgänge zu erzielen, wurde die Kreislaufsystemanalyse durchgeführt mit gleichzeitiger Ermittlung der Kreislaufgrößen nach WEZLER-BÖGER und der Herzdynamik nach BLUMBERGER.

Abbildung 25 gibt die ermittelten Kurven wieder.

Die Herztonschreibung bei 140 g zeigt einen lauten 1. Ton mit kurzem Präsystolikum und deutlichem Holosystolikum, einen gedoppelten 2. Ton mit Protodiastolikum. Die Errechnung der Kreislaufgrößen zeigte folgende Ergebnisse:

RR 125/60 mmHg,
Pulswellengeschwindigkeit 550/cm/sec,
Schlagvolumen 136 cm^3,
Minutenvolumen 9,45 l/min,
Elastischer Gesamtwiderstand 1270 dyn/cm^5,
Peripherer Widerstand 579 dyn. sec/cm^5,
Systolendauer 0,39 sec,
Austreibungszeit 0,28 sec,
Anspannungszeit 0,11 sec.

Unter fortlaufender Registrierung wurde nun der VALSALVAsche Versuch durchgeführt, Schon durch diese geringe Belastung traten ventrikuläre Extrasystolen im Verhältnis 1:1 auf. wie der nachfolgende Kurvenstreifen zeigt (Abb. 26):

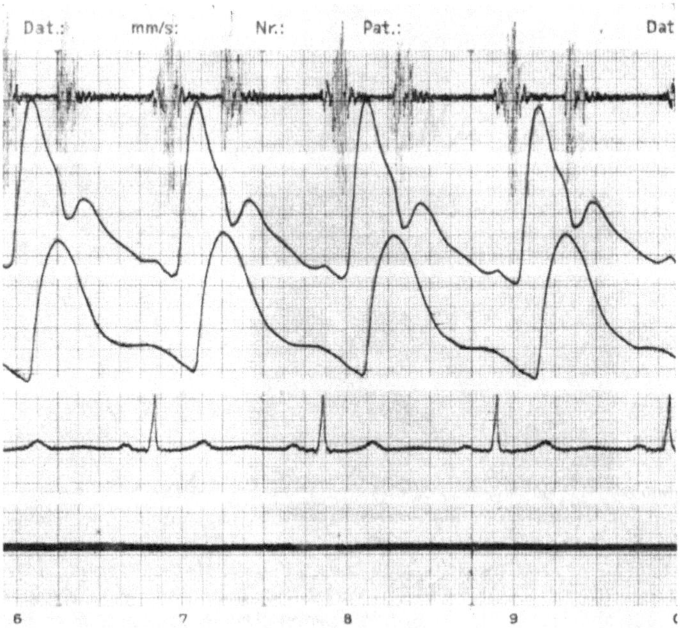

Abb. 25. Kurvenkombination in Ruhe

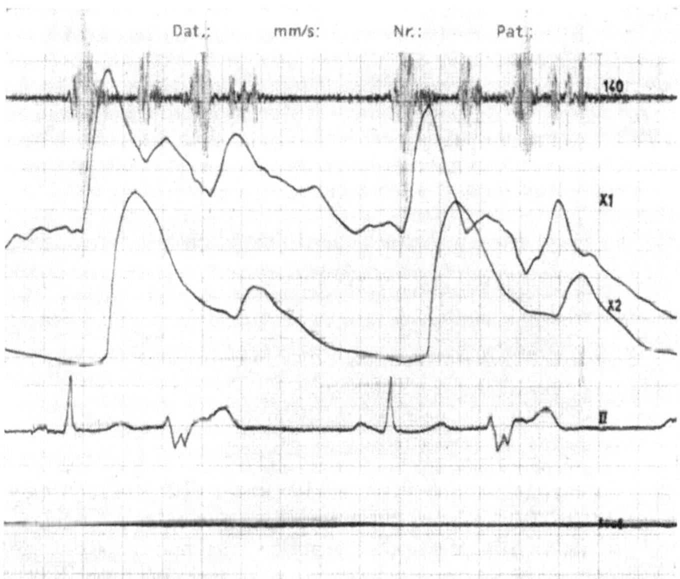

Abb. 26. Kurvenkombination nach Belastung (Valsalva)

Die hämodynamischen Meßergebnisse änderten sich folgendermaßen:

RR 125/60 mmHg
Pulswellengeschwindigkeit 450
Schlagvolumen 154
Elastischer Gesamtwiderstand 1140
Systolendauer 0,42
Austreibungszeit 0,33
Anspannungszeit 0,09.
Auch die Charakteristik der Extrasystole wurde erfaßt und zeigte folgende Ergebnisse:
Pulswellengeschwindigkeit 353
Schlagvolumen 86,5
Elastischer Gesamtwiderstand 2000
Systolendauer 0,34
Austreibungszeit 0,30
Anspannungszeit 0,04.

Die Deutung dieser Ergebnisse ergibt nun eine ganz andere Auffassung des vorliegenden Vitiums, wie ursprünglich angenommen. Es muß hier nochmals an die Kapitel *Mitralinsuffizienz* und *Linksschädigung* erinnert werden.

Schon in der Ruhe fällt das erhöhte Schlag- und Minutenvolumen bei deutlich herabgesetzten peripheren Gefäßwiderständen auf, das mit einer deutlich verlängerten Anspannungszeit gefördert wird und somit bereits dem 1. Stadium der hämodynamischen Linksinsuffizienz entspricht. Nach der geringen Belastung des Valsalvaschen Versuches nun ändert sich die Hämodynamik, indem bei normaler Anspannungszeit, d. h. jedoch einer relativen Verkürzung gegenüber dem Ausgangswert, eine beträchtliche Verlängerung der Austreibungszeit einsetzt. Das Schlagvolumen erfährt eine nochmalige Vergrößerung, wahrscheinlich auf dem Boden der angewachsenen Restblutmenge und der vermehrten Anfangsfüllung, bei Vergrößerung des Pendelblutes. In dieses kompensatorische Bemühen des linken Ventrikels, das jedoch schon die Zeichen der Linksinsuffizienz erkennen läßt, fallen Extrasystolen ventrikulärer Herkunft im Verhältnis 1:1, die am wahrscheinlichsten, betrachtet man ihre Förderleistung, eine Entlastung bringen sollen. Der Vorgang dauert bei gleichbleibender Ruhelagerung des Patienten etwa 5 Minuten. Dann herrscht wieder ein normaler Sinusrhythmus mit den gleichen hämodynamischen Vorgängen wie am Anfang der Untersuchung. Eine Kontrolle der Untersuchung, die am darauffolgenden Tag durchgeführt wird, bestätigt die Ergebnisse der Voruntersuchung. Es handelt sich demnach um ein kombiniertes Mitralvitium mit vorwiegender Insuffizienz mit bereits deutlicher Leistungsschwäche des linken Ventrikels. In diesem Fall wird erst durch die Kreislaufsystemanalyse die wirkliche und schwere Belastung des Herzens ermittelt und gibt ebenfalls die entsprechenden Hinweise für die Therapie, da das Glykosid gewählt werden muß, das nicht die vorliegenden hämodynamischen Regulationen noch weiter belastet.

Von entscheidender Wichtigkeit zeigt sich auch das Meßergebnis bei Betrachtung der sozialen Indikation. Der Patient war von Beruf Maurer. Eine Beibehaltung dieses Berufes war nicht vertretbar. Eine Invalidisierung, im Interesse des Patienten bezüglich seiner Lebenserwartung, wäre ärztlicherseits indiziert, wobei eine Weiterbeschäftigung in einer leichteren Arbeit ohne weiteres möglich wäre.

Dies eine Beispiel sollte einmal zeigen, was die Anwendung der Kreislaufsystemanalyse zu leisten imstande ist.

4. Der Arbeitsversuch

Die Bedeutung der Arbeitsbelastung zur Erfassung der unter Ruhebedingungen latenten Herzinsuffizienz kommt in der Vielzahl der klinisch angewandten Kreislauffunktionsprüfungen zum Ausdruck. Alle Methoden ergeben nur das Produkt der möglichen Anpassungsmechanismen, ohne in der Lage zu sein, die einzelnen Kreislaufgrößen direkt quantitativ zu bestimmen. Eine 100%ige Analyse der Korrelationsvorgänge gelingt natürlich keiner Methode, aber die Ergebnisse der Kreislaufgrößenbestimmung und der Bestimmung der Herzdynamik lassen doch sehr weitgehende Rückschlüsse zu, die in einem sehr positiven Verhältnis zu dem relativ geringen Arbeitsaufwand stehen. Gefordert werden muß eine Arbeitsbelastung, die konstant dosiert werden kann, damit der erfaßte Reaktionsablauf vergleichend beurteilt werden kann. Ist diese Voraussetzung erfüllt, dann haben wir hier eine Methode zur Verfügung die bei einem großen Krankengut vergleichbare Ergebnisse liefert, auch wenn sie von verschiedenen Untersuchern erhoben sind.

Die im Einzelfall mögliche Belastung bleibt eine unbeeinflußbare ärztliche Indikation.

Die Abgrenzung der latenten Herzinsuffizienz muß vor allem die vegetative Tonuslage (vorwiegend Sympathikotonie oder Vagotonie) berücksichtigen.

Die normale Arbeitsbelastung ergibt:

1. Erhöhung des Schlag- und Minutenvolumens (bis zu 200%)
2. Erhöhung der Pulsfrequenz
3. Erhöhung des elastischen Gesamtwiderstandes
4. Verminderung des peripheren Widerstandes
5. Verkürzung der Anspannungszeit
6. Keine Änderung der Austreibungszeit.

Eine Umkehr all dieser Werte, besonders bei unzureichender Belastung, stellt sich häufig in der Erholungsphase ein. Dies muß besonders herausgestellt werden, da die Methode nicht während der Arbeitsbelastung angewandt werden kann, aber bei ausreichender Übung spätestens 1 Minute nach der Belastung wieder fortlaufende Registrierungen ermöglicht. Ergebnisse also, die in der Erholungsphase gewonnen werden, dürfen nicht fälschlich als *beginnende Herzinsuffizienz* aufgefaßt werden. Die Fälle einer beginnenden Herzinsuffizienz, die noch normale Ruhewerte liefern, im Elektrokardiogramm oft einen normalen Kurvenverlauf aufzeichnen, zeigen nach ausreichender Belastung eine starke Frequenzzunahme bei fehlender oder nur geringer Vergrößerung des Schlagvolumens. Somit findet eine nur mäßige Vergrößerung des Minutenvolumens von durchschnittlich 50% vorwiegend auf Kosten der Frequenzsteigerung statt. Die Anspannungszeit verkürzt sich trotz der Frequenzsteigerung nicht, wird sogar bisweilen verlängert gefunden, die Austreibungszeit bleibt unverändert. Der elastische Gesamtwiderstand erhöht sich nicht, dagegen steigt oft der periphere Widerstand erheblich an. Wir haben also den gleichen Vorgang, den wir schon bei der Besprechung der Linksinsuffizienz als *regulative Gefäßtonisierung* beschrieben haben. Es ist zweckmäßig, an dieser Stelle nochmals auf das Kapitel des *Linksversagens* hinzuweisen, damit unnötige Wiederholungen vermieden werden können.

Der Arbeitsversuch vermittelt ein hämodynamisches Gesamtergebnis und sagt nichts über die Ätiologie der Herzinsuffizienz, z. B. Vitium cordis, Myodegeneratio, Koronarsklerose usw., er sagt aber vieles über die noch vorhandenen Anpassungsmöglichkeiten des Herz-Kreislaufsystems, was bisher mit keiner anderen klinischen Methode erzielt werden konnte. Auch an dieser Stelle möchten wir die Bedeutung dieser Indikation bei gutachterlichen Entscheidungen unterstreichen.

5. *Die Koronarsklerose*

Nach Blumberger bleiben bei der Koronarsklerose die Anpassungsvorgänge wie beim gesunden Herz erhalten. Dies kann ebenfalls nach Herzinfarkten der Fall sein. Erst wenn der Grad der Durchblutungsstörung zu einer Schädigung der Arbeitsmuskulatur geführt hat, treten die Zeichen der beginnenden Linksinsuffizienz auf.

6. Rhythmusstörungen

Die Diagnostik der Rhythmusstörungen ist eine Domäne der Elektrokardiographie. Die hämodynamischen Meßergebnisse sollen nur kurze Erwähnung finden, weil sie bezüglich der Therapie u. E. wesentliche Aufschlüsse geben.

Es wurden beim Herzblock von LAUBER, WEZLER, LUNDSGAARD u. a. sowie auch von uns sehr hohe Schlagvolumina zwischen 120 und 263 ccm gemessen. Auch bei niederer Frequenz um 30/min kommen somit ausreichende Minutenvolumina zustande. Der systolische Blutdruck war im Sinne des WEZLERschen Schlagvolumenhochdrucks erhöht, die Amplitude vergrößert. Der elastische Gesamtwiderstand ist niedrig, der periphere Widerstand zeigt keine wesentliche Beeinflussung. Einen im hämodynamischen Meßergebnis äquivalenten Vorgang haben wir bei der Sinusbradykardie, wo ebenfalls durch hohe Schlagvolumina normale Minutenvolumina resultieren. Im Gegensatz hierzu fand LAUBER bei der Sinustachykardie stark herabgesetzte Schlagvolumina, ein Ergebnis, das auch wir bestätigen können. Auch die teilweise hochgradige Tachykardie erbringt bei den niedrigen Schlagvolumina keine ausreichenden Minutenvolumina.

B. Gefäßerkrankungen

Die Vielzahl der Gefäßerkrankungen imponiert klinisch als Durchblutungsstörung einzelner Kreislaufabschnitte oder des Gesamtkreislaufes und bedarf oft eines erheblichen diagnostischen Aufwandes, um die kausalgenetisch verantwortlichen Einzelfaktoren richtig zu erfassen. Aufschlußreich sind als Einzelfaktoren:

a) die Messung der Pulswellengeschwindigkeit verschiedener Arterienabschnitte
b) die Ermittlung des elastischen und peripheren Widerstandes
c) die Errechnung des Elastizitätsmoduls, vor allem bei der Abgrenzung der Arteriosklerose

Wir möchten davon absehen, diese Einzelergebnisse im Rahmen der verschiedenen Erkrankungsformen, z. B. renaler Erkrankungen, der Thyreotoxikose, bei Schock und Kollaps, hier zu erörtern, da zur Diagnostik dieser Erkrankungen geeignetere Methoden zur Verfügung stehen und die hämodynamischen Vorgänge hierbei hinlänglich bekannt sind. Eine besondere Form der Arteriosklerose sei aber herausgegriffen, zu deren Objektivierung die Pulsschreibung die Methode der Wahl ist. Es handelt sich um die

Windkesselsklerose

Von JUNGMANN und ERDMANN wurden sehr interessante Untersuchungen über den Puls in sklerotischen Arterien angestellt. Die Beobachtung verschiedener Autoren, daß bei zunehmender Sklerosierung der Gefäße die Pulswellengeschwindigkeit eine teilweise enorme Steigerung erfuhr, wurde wegen widersprechender Ansichten anderer Autoren zum Anlaß eingehender Untersuchungen genommen.

Die Pulsform wurde von JUNGMANN und ERDMANN durch experimentelle Untersuchungen geklärt und in ihrer Entstehung auf den zentralen Gefäßabschnitt (Rumpf-Arterien) eindeutig festgelegt.

Abbildung 27 soll die Pulskurven bei einer Windkesselsklerose wiedergeben.

Bei der Karotispulskurve fehlt der Wiederanstieg oder auch die Nachwelle nach der Inzisur. Teilweise kommt ein nach oben konkav verlaufender Kurvenzug im Anschluß an die Inzisur zur Registrierung.

Im Femoralispuls fehlt die deutliche, normal vorhandene, Dikrotie. Die systolische Hauptwelle ist breitgipfelig und zeigt beim Übergang in den diastolischen Teil einen deutlichen Knick (Pfeil!), der normalerweise nicht registriert wird. JUNGMANN und ERDMANN fassen diesen Knick als fortgeleitete Klappenschlußinzisur auf, die als Symptom einer pathologischen Wandveränderung der großen elastischen Gefäße aufgefaßt werden muß. Sie glauben sagen zu können, daß ein großflächiger Elastizitätsverlust der Rumpfarterien vorliegen muß.

Wir konnten an unserem eigenen Krankengut die Ergebnisse von JUNGMANN und ERDMANN bestätigen und fanden übereinstimmend sehr hohe Werte für die Pulswellengeschwindigkeit in den zentralen Gefäßabschnitten, bei denen eine fehlende Nachwelle im Karotispuls sowie fehlende Dikrotie im Femoralispuls und Fortleitung

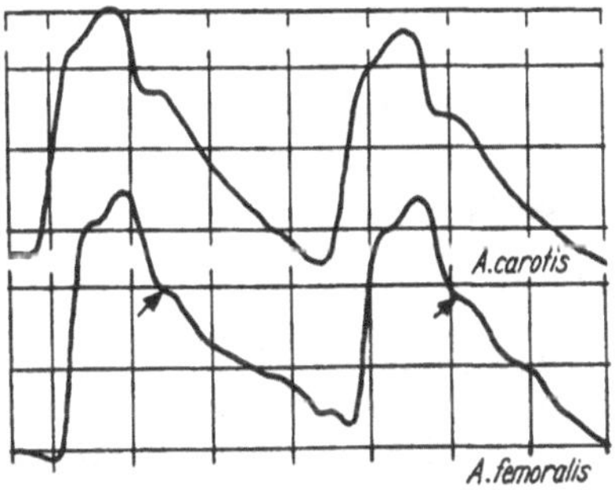

Abb. 27. Pulskurvenbild bei der Windkesselsklerose

der Klappenschlußinzisur registriert wurde. Es ist somit eine diagnostische Erfassung der Windkesselsklerose möglich, die anderen diagnostischen Methoden schwer zugänglich ist.

Symptomatologie der Windkesselsklerose:

1. Fehlender Wiederanstieg der Karotispulskurve nach der Inzisur
2. Fehlende Dikrotie des Femoralispulses mit breitem systolischen Gipfel und fortgeleiteter Klappenschlußinzisur
3. Deutlich erhöhte Pulswellengeschwindigkeit.

C. Hypertonie

Nach P. D. WHITE ist die Sterblichkeitsziffer bei der Hypertonie und ihren Folgezuständen höher als die bei Karzinomen. Von den Todesfällen durch Hypertonie sind 74% kardial bedingt, 14% durch Apoplexie und 7% durch Niereninsuffizienz (CLAWSON 1941).

Von VOLHARD wurde eine Unterteilung der Hypertonieformen in den

1. blassen *renalen* und
2. roten *essentiellen*

Hochdruck vorgenommen. Die Unterteilung hat sich in der klinischen Praxis als sehr brauchbar erwiesen. Sie ist aber nur sehr grob und berücksichtigt nicht die Übergangsformen bis zu dem *malignen* blassen Hochdruck ohne Nierenbeteiligung. Andererseits finden sich viele sichere chronische Nephritiden ohne wesentliche Blutdrucksteigerung.

WEZLER und BÖGER glauben auf Grund ihrer hämodynamischen Untersuchungen eine Unterteilung der Hypertonieformen in

1. Minutenvolumenhochdruck,
2. Elastizitätshochdruck und
3. peripheren Widerstandshochdruck

durchführen zu können. Diese Theorie wurde von STEINMANN aufgegriffen und noch weiter nach hämodynamischen Gesichtspunkten untersucht. STEINMANN kommt zu noch schärferer Abgrenzung der obengenannten Hochdruckformen. Gegen eine bedenkenlose Anwendung der physikalischen Kreislaufgrößenbestimmung zur Klassifizierung der Hochdruckformen wendet sich H. SARRE, der nachgewiesen hat, daß durch eine fehlerhafte Bestimmung des Aortendurchmessers von $\pm$ 10% aus einem *Widerstandshochdruck* ein *Minutenvolumenhochdruck* errechnet werden kann.

Wir halten die Einteilung der Hypertonieformen nach WEZLER-BÖGER für die klinische Praxis für ungeeignet, sprechen aber der Anwendung der physikalischen Kreislaufgrößenbestimmung ihre große Bedeutung nicht ab. Die gleiche Ansicht wird auch von H. SARRE vertreten.

Die Prognose der Hypertonie wird wohl in der Hauptsache von dem Zustand der Arteriolen abhängen. Entscheidend für die Frage sind

a) der Augenhintergrund
b) der periphere Widerstand
c) der Elastizitätsmodul

Von H. SARRE wurde die Lebensprognose des Hypertonikers in bezug auf die Höhe des diastolischen Blutdrucks bei der Erstuntersuchung überprüft. Es fand sich eine Verschlechterung der Lebensaussichten mit steigendem diastolischen Druck.

In diagnostischer Hinsicht halten wir die von H. SARRE angegebene Unterteilung der Hypertonieformen für sehr wertvoll und möchten sie der allgemeinen klinischen Anwendung empfehlen.

A. Sekundärer Hochdruck:

1. Akute und chronische Nephritis
2. Pyelonephritische Schrumpfniere
3. Amyloidschrumpfniere
4. Zystenniere
5. Periarteriitis nodosa
6. Hypernephrom
7. Infarkt, Trauma (einseitig)
8. Nierenarterienstenose durch Thrombose, Atherom
9. Harnabflußstörungen (Prostata, Stein, Striktur, Tumor)

B. Zentrogener Hochdruck:

1. Schädeltrauma
2. Enzephalitis
3. Gesteigerter Hirndruck

C. Endokriner Hochdruck:

1. Phäochromozytom
2. Adreno-genitales Syndrom (Rindenadenom)
3. Morbus Cushing
4. Klimakterischer Hochdruck

D. Durch anatomische Gefäßveränderungen bedingter Hochdruck:

1. Aortenisthmusstenose
2. Altershochdruck (arteriosklerotischer Hochdruck).

Was leistet nun die physikalische Kreislaufgrößenbestimmung in bezug auf die diagnostische Klärung der vorstehenden Hypertonieformen?

In den Fällen der sekundären Hypertonieformen findet sich vorwiegend eine Erhöhung der Gefäßwiderstände, vornehmlich des peripheren Widerstandes, aber auch meist des elastischen Gesamtwiderstandes. Die Antwort des Herzens ist auf die teils enorme Widerstandserhöhung verschieden. Hier ist unseres Erachtens zur sicheren Beurteilung die Bestimmungsmethode der Herzdynamik nach BLUMBERGER mit heranzuziehen. Betrifft doch die anfallende Mehrarbeit vorwiegend den linken Ventrikel. Wir fanden hier die Zeichen von der beginnenden Leistungsschwäche bis zur manifesten Dekompensation, wie wir sie im Kapitel *Linksversagen* (S. 41) bereits dargelegt haben. Bei fortschreitender Insuffizienz also eine Verkleinerung des Schlagvolumens und eine Verlängerung der Anspannungszeit, oft eine Verkürzung der Austreibungszeit und ein vermindertes Minutenvolumen. Die Frage der Hämodynamik ist für die Gesamtbeurteilung der vorliegenden Hypertonie sehr entscheidend. Die hämodynamischen Ergebnisse sprengen die rein didaktische Einteilung der Hypertonieformen nach klinischen oder ätiologischen Gesichtspunkten. Wir möchten aber davor warnen, sie selbst zur Grundlage eines Einteilungsprinzips zu machen, vielmehr sollten sie u. E. im Rahmen einer ätiologischen Unterteilung, z. B. der von SARRE, Anlaß zu einer mehr individuellen Beurteilung der Hypertoniepatienten geben. Eine besondere Erwähnung bedarf der paroxysmale Hochdruck beim Phäochromozytom. Zur Analyse des paroxysmalen Hochdrucks wurden von H. SACK und A. BERNSMEIER die Meßergebnisse der Methode nach WEZLER-BÖGER vor und während des Anfalles angegeben, der mit einer i. v. Injektion von 0,05 g Ephetonin ausgelöst und dem Spontananfall einer Blutdruckkrise gleichgesetzt werden konnte. Nachfolgend sollen ihre Ergebnisse wiedergegeben werden.

Tabelle II

1. Blutdruckkrise

	RR	*Pm*	*f*	*Vs*	*Vm*	*E'*	*W*	*E'/W*	L_{10^6} erg/sec	
vor Anfall	140/85	108,7	77	64	4,93	2290	1770	1,3	11,8	Hautblässe
Anfall	250/110	170,2	61,5	171,5	10,6	2180	1290	1,6	40,4	Kopfschmerz Übelkeit
nach 10/min	255/105	169,5	69,5	173	11,9	2340	1135	2,0	45,1	Erbrechen
nach 20/min	240/110	165,9	59,1	144,5	8,5	2402	1552	1,5	31,5	Engegefühl

2. Ephoteninbelastung mit 0,05 g i. v.

	RR	*Pm*	*f*	*Vs*	*Vm*	*E'*	*W*	*E'/W*	L_{10^6} erg/sec	
vor Belastg.	132/78	101,2	67,6	74	5	1950	1622	1,2	11,2	beschwerdefrei
nach 50 sec	208/112	153,3	59,8	49,6	2,97	3140	4150	0,7	9,8	
nach 2/min	190/94	135,8	54,7	103,8	5,67	2470	1913	1,2	18,6	Hautblässe, Übelkeit, Kopfschmerzen
nach 6/min	210/108	145,8	54	120,3	6,06	2260	1792	1,2	21,2	Engegefühl
nach 15/min	250/100	164,4	48,6	124,8	6,5	3210	2170	1,4	22,2	

RR = Blutdruck in mmHg
Pm = Mitteldruck in mmHg
f = Frequenz
Vs = Schlagvolumen in ccm^3

Vm = Minutenvolumen in l/min
E' = Elastischer Gesamtwiderstand in dyn/cm^5
W = peripherer Widerstand dyn × sec/cm^5
E'/W = Quotient
L = Herzleistung in 10^6 erg/sec

Wie die von Sack und Bernsmeier vorgenommenen Untersuchungen zeigen, handelt es sich bei den Blutdruckkrisen um eine enorme Steigerung des Schlag- und Minutenvolumens und nicht, wie zu erwarten wäre, um eine Steigerung des peripheren Widerstandes. Hämodynamisch handelt es sich um einen sympathiko-adrenalen Effekt, wie er vom Adrenalin und Coffein her bekannt ist.

Es tritt nach Ephetoninbelastung zunächst ein charakteristischer Ephetonineffekt ein, der durch Senkung des Schlag- und Minutenvolumens und Steigerung der Gefäßwiderstände und Senkung der Pulsfrequenz gekennzeichnet ist. Dieser Effekt erfährt aber in der Folge eine Umkehr mit Steigerung des Schlag- und Minutenvolumens und Rückkehr der Gefäßwiderstände zur Norm. Die also zunächst *histotrope* Einstellung macht einer *ergotropen* Gegenregulation Platz, die in dem pathologisch gesteigerten Reaktionsvermögen des sympathiko-adrenalen Systems beim Phäochromozytom begründet ist. Die angegebenen Untersuchungsfälle wurden durch Operation als Phäochromozytom bestätigt.

Es ist somit in der Ephetoninbelastung beim Phäochromozytom und ihrer hämodynamischen Kontrolle mittels der Kreislaufgrößenbestimmung nach Wezler-Böger eine weitere diagnostische Indikation zur Anwendung der Methode gegeben.

D. Hypotonie

Die Hypotonie ist ebensowenig ein einheitlicher Begriff wie die Hypertonie. Oft ist sie nur ein Symptom, das durch die Blutdruckmessung allein nicht auf den zugrundeliegenden Regulationsmechanismus bezogen werden kann. Reindell und Klepzig haben in Zusammenarbeit mit Delius und Bayer an einem Beobachtungsgut von 700 Fällen hämodynamische Einzeluntersuchungen durchgeführt und dabei in sinnvoller Weise die Methode der physikalischen Kreislaufgrößenbestimmung mit der Ermittlung der Herzdynamik nach Blumberger gekoppelt.

Die Hypotonie ist nicht nur eine regulatorische Angelegenheit des Gefäßsystems, sondern beeinflußt auch gleichzeitig die Dynamik des Herzens. Reindell und Klepzig haben die Hypotonie in 4 Gruppen eingeteilt, wobei sie wiederum ätiologische Gesichtspunkte als Einteilungsprinzip wählten und nicht die regulatorischen Funktionen nach den hämodynamischen Meßergebnissen zugrunde legten. Es wird hierin das bestätigt, was wir bei der Einteilung der Hypertonie im vorhergehenden Kapitel gesagt haben.

Die *1. Gruppe* umfaßt die konstitutionell bedingte Hypotonie (vorwiegend bei Asthenikern).

Es findet sich oft eine Bradykardie. Minutenvolumen, elastischer und peripherer Widerstand sind herabgesetzt. Anspannungs- und Austreibungszeit liegen im Bereich der Norm. Die Leistungsbreite ist verschieden. Hierüber sagt der Steh- und Belastungsversuch Entscheidendes aus. Wir konnten feststellen, daß der leistungsschwache Hypotoniker nach Arbeitsbelastung das erforderliche *Mehr* an Förderleistung über eine Frequenzsteigerung zu regulieren sucht und keine oder nur eine ganz geringe Steigerung des Schlagvolumens zustande bringt.

In der *2. Gruppe* finden sich die Sportler und die Unterernährten. Hier wurde bei den Sportlern von REINDELL und DELIUS der Begriff der ***Reservestellung des Kreislaufs*** geprägt. Bei stattfindender Belastung ist nämlich die regulatorische Breite eine größere als beim Nichttrainierten. Beim Unterernährten dagegen besteht eine *Sparregulation.* Bei beiden Vertretern der 2. Gruppe findet die Förderleistung im Belastungsversuch über eine Erhöhung des Schlagvolumens bei fast gleichbleibendem arteriellen Mitteldruck statt (normale Reaktion).

Die *3. Gruppe* umfaßt die regulatorische Hypotonie bei akuten Myokardaffektionen, die über den depressorischen JARISCH-BEZOLD-Effekt bewirkt wird. Die Arbeiten von JARISCH, SCHIMERT und HOCHREIN haben die hierbei stattfindende Entlastung des Herzens nachgewiesen. Hämodynamisch kommt es zu einer Verkleinerung des Minutenvolumens, zur Herabsetzung des elastischen Widerstandes und damit zu einer Druckentlastung des Herzens, dessen Arbeitsleistung weitgehend verringert wird. Es findet sich entsprechend die Anspannungszeit verkürzt und die Austreibungszeit relativ verlängert. Diese Herzdynamik steht im Gegensatz zu der bei der Leistungsschwäche des Herzens, wo die Anspannungszeit verlängert und die Austreibungszeit verkürzt gefunden werden. Rückschließend kann also aus der Bestimmung der Herzdynamik gefolgert werden, daß die regulatorische Hypotonie bei akuten Myokardaffektionen nicht primär durch eine Leistungsinsuffizienz des Herzmuskels bedingt ist.

In der *4. Gruppe* werden die Fälle der erworbenen Hypotonie nach Erschöpfungszuständen und postinfektiösen Folgezuständen erfaßt. Diese Fälle bilden einen fließenden Übergang zur Gruppe der *neurozirkulatorischen Dystonie* bzw. gehören bereits zu dieser Gruppe hinzu. Das Bild dieser Gruppe ist sehr vielgestaltig, und eine Abgrenzung bestimmter Reaktionsgruppen ist schwer möglich. Die Auswurfleistung des Herzens kann sowohl vermindert als auch erhöht sein. Bei einer Erhöhung des Minutenvolumens sind die Gefäßwiderstände herabgesetzt. Der Belastungsversuch läßt auch in dieser Gruppe, besonders bei gleichzeitiger Erfassung der Herzdynamik nach BLUMBERGER, eine Trennung der kardialen Insuffizienz, z. B. postinfektiös, von der neurozirkulatorischen Dystonie zu. Die Symptomatik der kardialen Insuffizienz findet sich im Kapitel *Linksversagen.* Die orthostatische Dysregulation wird im nachfolgenden Kapitel mitbehandelt, da sie am besten als Gruppe der neurozirkulatorischen Dystonie aufgefaßt wird.

E. Neurozirkulatorische Dystonie

Der Begriff umfaßt vor allem die vielfachen kardiovaskulären Symptome innerhalb des vegetativen Geschehens. Kennzeichnend für die Dystonie sind die jeweiligen individuellen Besonderheiten und die teilweise extremen periodischen Tagesschwankungen.

Angesichts der rapiden Zunahme der nervösen Herzbeschwerden bei Patienten aller Bevölkerungskreise ist auch die Diagnose des *Herzmuskelschadens* häufiger geworden. Nach GERFELD haben die nervösen Herzbeschwerden seit der Vorkriegszeit um 115% zugenommen, die Häufigkeit der Herzmuskelschäden hat sich dagegen um 65% gesteigert. Wenn wir nachfolgend einiges über den Symptomenkreis der neurozirkulatorischen Dystonie aussagen wollen, dann möchten wir voranstellen, daß in den letzten beiden Jahren auf unserer Abteilung, die 250 Betten umfaßt, 12,5% der Gesamtpatienten wegen einer neurozirkulatorischen Dystonie als Behandlungsleiden aufgenommen wurden. In einem noch höheren Prozentsatz bestand als Begleiterscheinung neben dem Hauptbehandlungsleiden gleichzeitig eine deutliche neurozirkulatorische Dystonie. Die Vielgestaltigkeit des Erscheinungsbildes gab schon sehr früh Veranlassung dazu, eine gewisse Gruppierung vorzunehmen, um hinsichtlich der Diagnose und Therapie die notwendigen Voraussetzungen zu schaffen. Versucht man jedoch eine exakte Begriffsbestimmung nach pathologisch-physiologischen Gesichtspunkten zu finden, so ergeben sich bereits erhebliche Schwierigkeiten. Bekanntlich prägten Eppinger und Hess die Begriffe

1. die Sympathikotonie 2. die Vagotonie

Sie stellten jedoch bereits fest, daß beide Formen sehr selten rein zur Darstellung kommen, sondern daß sie in periodischen Tagesschwankungen *dyston* miteinander abwechseln. Die so entstandene *Züglervorstellung* wurde von G. v. Bergmann verurteilt, der einer Gesamtbetrachtung den Vorzug gab und vor allem die sofortige gegenregulatorische Reaktion bei Überwiegen einer Tonuslage betont. Schimert versuchte später, unter Fortführung dieser Theorie G. v. Bergmanns, die Fähigkeiten des Organismus auf diese gegenregulatorische Reaktion zu antworten, zu überprüfen, indem er kreislaufanalytische Untersuchungen an seinem Patientengut anstellte. Er kam ebenfalls zu einer Einteilung in zwei große Gruppen

1. die hypertone Regulationsstörung
2. die hypotone Regulationsstörung

Ehe wir hierauf näher eingehen, soll die Einteilung der Regulationsstörungen in die Sympathikotonie und in die Vagotonie doch noch eine kurze Erwähnung gefunden haben, da sie als Arbeitshypothese zweckmäßig Verwendung findet.

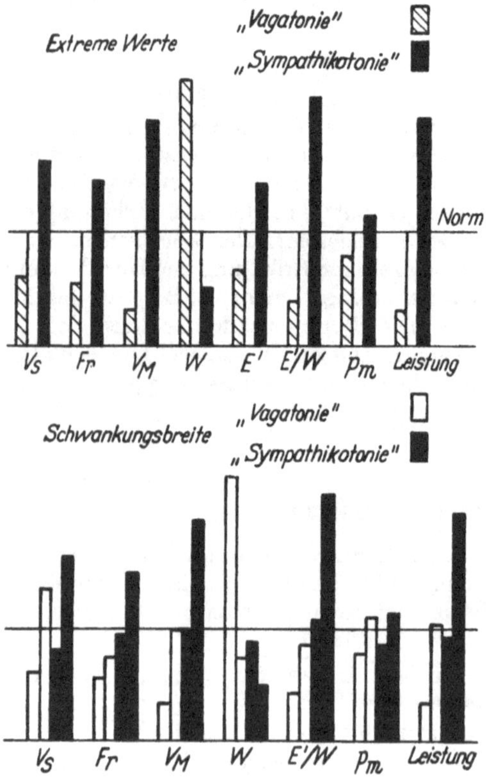

Abb. 28. Extreme Werte sowie die Schwankungsbreite der Kreislaufgrößen bei Vagotonie und Sympathikotonie (Dr. Dietrich Steinkopff, 1949)

1. *Sympathikotonie*

Die vegetativen Stigmata der Sympathikotonie, die W. R. Hess als *Kraftentfaltung nach außen* bezeichnete, werden als bekannt vorausgesetzt. Die von Wezler erzielten Ergebnisse soll die Abbildung 28 wiedergeben.

Bereits innerhalb der Gruppe der Sympathikotonie und der Vagotonie besteht eine erhebliche Schwankungsbreite. Als allgemeinen Merksatz kann man behalten:

Bei der Sympathikotonie sind alle Meßergebnisse der Kreislaufgrößenbestimmung gesteigert, vermindert ist der periphere Widerstand.

Bei der Vagotonie sind alle Meßergebnisse der Kreislaufgrößenbestimmung herabgesetzt, gesteigert ist der periphere Widerstand.

Dieser Merksatz ist nur grob richtig, ermöglicht aber immer eine schnelle Rückerinnerung der Verhältnisse.

Bei der Ermittlung der Herzdynamik fällt bei einer meist bestehenden Tachykardie eine Verkürzung der Systolendauer auf, dabei ist meist die Anspannungszeit verkürzt, die Austreibungszeit verlängert. Im EKG finden sich eine Sinustachykardie, vereinzelt Extrasystolie, hohe T-Zacken und ein bogenförmiger, leicht erhöhter Verlauf der Zwischenstrecken.

Da die Sympathikotonie selten rein zur Darstellung kommt, empfehlen wir, besser von einer sympathikotonen Reaktionslage zu sprechen.

2. *Vagotonie*

Entsprechend der Formulierung von W. R. Hess stellt das Überwiegen des N. vagus eine *Schonung der Energien* dar. Die Zahl der reinen Vagotonien ist noch kleiner als die der reinen Sympathikotonien. Die Patienten gehören fast ausschließlich der Gruppe des *leptosomen Konstitutionstypes* an. Bei niederer Frequenz und niedrigem Blutdruck sind das Schlag- und Minutenvolumen vermindert, der periphere Widerstand ist erhöht, wie dies aus der vorstehenden Abbildung ersichtlich wird. Bei bestehender Bradykardie ist die Systolendauer relativ verlängert. Die Werte für Anspannungs- und Austreibungszeit liegen im oberen Bereich der Norm. Im EKG findet sich oft die Sinusbradykardie mit Werten für die Überleitungszeit von 0,18 bis 0,2 sec. Nach Belastung verkürzt sich mit Frequenzzunahme die Überleitungszeit zum Unterschied von organischen Myokardaffektionen. Die Vertreter dieser Gruppe neigen oftmals zur orthostatischen Dysregulation mit Schwindelerscheinungen bei Lagewechsel und Kollapsneigung.

Näher brauchen wir auf die Symptomatologie der beiden vegetativen Störungsformen nicht einzugehen.

Schimert kommt unter der Voraussetzung der stets stattfindenden Reaktionskomplexe und unter Berücksichtigung des allgemeinen vegetativen Geschehens im individuellen Grund-Vitaltonus, wie schon angeführt, zu den Gruppen der

1. hypertonen Regulationsstörung oder der sogenannten Leistungsstarken (ergotrope Gesamtsituation nach W. R. Hess)
2. hypotonen Regulationsstörung oder der sogenannten Leistungsschwachen (histotrope Gesamtsituation nach W. R. Hess)

Unsere Untersuchungsergebnisse stimmen mit denen von Schimert überein. Abbildung 29 soll unsere Ergebnisse wiedergeben.

Abb. 29. Grundeinstellung des Kreislaufs

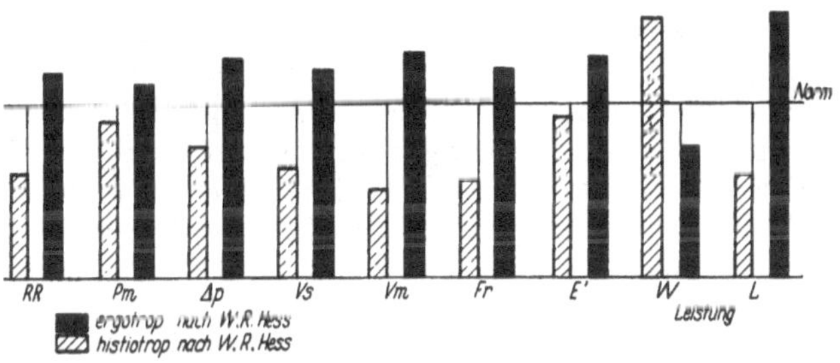

Die Werte von Abbildung 29 geben die Ruheeinstellung des Kreislaufs wieder. Die Belastung erfordert physiologischerweise Reaktionskomplexe derart, daß z. B. einem erhöhten Sympathikotonus am Herzen ein gesteigerter Parasympathikotonus am Gefäßsystem entspricht und umgekehrt und daß diese Einstellung in sinnvoller Koordination eintritt. Es gilt auch hierbei der Grundsatz: Mit einem Minimum an Energie ein Maximum an Leistung.

Bei der neurozirkulatorischen Dystonie, die sich vorwiegend am kardiovaskulären System abspielt, handelt es sich um eine weitgehende Regulationsträgheit des individuellen Vitaltonus, nach STURM um eine Regulationsstarre. Wir vertreten gleichfalls wie G. v. BERGMANN, SCHIMERT, STURM u. a. die Ansicht, daß die Unterteilung der neurozirkulatorischen Dystonie in die hypertone und hypotone Regulationsstörung richtiger ist und betonen an dieser Stelle besonders, daß zur Ermittlung dieser Formen die physikalische Kreislaufgrößenbestimmung die Methode der Wahl ist.

Wir konnten bei vielen Patienten, bei denen auf Grund der neurozirkulatorischen Dystonie und der hierdurch hervorgerufenen Veränderungen im EKG bereits seit längerem die Diagnose Myokardschaden gestellt war, auf Grund der Kreislaufgrößenbestimmung Klarheit schaffen und überzeugende Therapieerfolge erzielen. Hierüber wurde bereits von BOEDER eingehend berichtet. In mehreren Fällen war auch bereits erfolglos Strophanthin verabreicht worden. Viele Patienten zeigten auch bereits die psychogene Fixation der *Herzerkrankung*. An dieser Stelle sollen jedoch nur die diagnostischen Probleme berührt werden. Wir konnten andererseits bei Patientengruppen, bei denen trotz starker kardiovaskulärer Beschwerden weder im Ruhe- noch im Steh-EKG Veränderungen des Erregungsablaufes beobachtet wurden, mittels der Kreislaufgrößenbestimmung hypertone und hypotone sowie Mischformen der neurozirkulatorischen Dystonie nachweisen. Damit muß nochmals die Bedeutung der Kreislaufgrößenbestimmung für die klare Beurteilung beider Patientengruppen, die mit und ohne EKG-Veränderungen, unterstrichen werden. Die Methode bewahrt den Arzt vor Fehldiagnosen und führt den Patienten auf kürzestem Wege der richtigen Therapie zu. Die am Anfang angegebenen Prozentzahlen der Häufigkeit der neurozirkulatorischen Dystonie rechtfertigen in jedem Fall den Aufwand. Wir möchten an dieser Stelle vor allen sogenannten *Testreaktionen* mit verschiedenen Pharmaka und der daraus gefolgerten Deutung der EKG-Veränderungen und einzelner Kreislaufgrößen warnen. Es erübrigt sich die bis heute in der Literatur angegebenen, auf vorgenannte Weise ausgewerteten, *Teste* anzuführen. Ihre Vielzahl spricht für ihre Unzuverlässigkeit und enge Begrenzung. Von manchen Autoren ist der Versuch unternommen worden, außer dem Rahmen der neurozirkulatorischen Dystonie noch eigene Krankheitsbegriffe zu prägen. Sie richten sich nach dem Überwiegen der subjektiven Beschwerden sowie nach der im Vordergrund stehenden klinischen Symptomatik. So spricht DELIUS vom *sensitiven Herzen*. Er versteht hierunter eine Sensibilisierung des Herznervensystems durch konstitutionelle Grundfaktoren, biologische Schicksalsfaktoren und exogene Schadensfaktoren. Nach unseren Erfahrungen bleibt aber das sensitive Herz nicht auf sich selbst und das Herznervensystem beschränkt, sondern ist ebenso ein Teilglied, eine spezielle Form, der neurozirkulatorischen Dystonie mit Beeinträchtigung des gesamten kardiovaskulären Systems bei gleicher Pathogenese. Wir glauben, daß dies auch der Ansicht von DELIUS entspricht.

3. Die orthostatische Dysregulation

Durch den Stehversuch konnten wir bei Patienten mit vorwiegend histotroper Reaktionslage typische Veränderungen für den orthostatischen Kollaps nachweisen. Bei Frequenzanstieg vermindern sich das Schlag- und Minutenvolumen, während der elastische Widerstand mäßig, der periphere Widerstand dagegen sehr deutlich ansteigen. Der systolische Blutdruck sinkt nur wenig ab, der diastolische Blutdruck zeigt einen deutlichen Anstieg. Wir konnten diese Störungen aber nicht nur bei Leistungsschwachen, sondern auch bei Normo- und Hypertonikern nachweisen. Es handelt sich hier um den von SCHELLONG als hypotonen Symptomenkomplex bezeichneten Kreis der orthostatischen Dysregulation. Die Systolendauer wurde relativ verkürzt, die Anspannungszeit meist verlängert gefunden. Hämodynamisch handelt es sich wahrscheinlich um ein Versacken des Blutes im venösen Kreislauf mit mangelnder Rückkehr zum Herzen.

In einigen Fällen war ein Abfall sowohl des systolischen als auch des diastolischen Blutdruckes festzustellen. Entsprechend wurden die Werte der Gefäßwiderstände vermindert gefunden. Dieses Ergebnis weist zudem auf eine Störung bzw. Dysregulation des arteriellen Tonus hin. SCHELLONG bezeichnete diese Form als hypodynamen Symptomenkomplex. Nicht in allen Fällen, bei denen die hämodynamischen Meßergebnisse deutlich waren, konnten im Elektrokardiogramm (im Stehen) Veränderungen nachgewiesen werden. DELIUS und REINDELL, später auch SARRE, haben nachgewiesen, daß für die Veränderungen im Steh-EKG der im Stehen reflektorisch einsetzende überwiegende Sympathikotonus allein verantwortlich gemacht werden muß und wahrscheinlich nicht eine mangelhafte Durchblutung des Herzmuskels allein ursächlich verantwortlich zu machen ist.

Außer den beiden Formen der hypotonen und hypodynamen Form der orthostatischen Dysregulation werden im Steh-EKG viele Mischformen nachgewiesen. Die hämodynamischen Meßergebnisse der Ruheeinstellung und der Orthostase des Kreislaufs tragen sehr wesentlich dazu bei, die klinische Differentialdiagnose zwischen Herzschädigung und funktioneller Störung zu klären, vor allem wenn EKG-Veränderungen ihre klinische Deutung erfahren sollen. Wir glauben, daß sich der Prozentsatz der scheinbaren Myokardschädigungen vermindert.

IV. Teil

FUNKTIONSPRÜFUNGEN IN DER TÄGLICHEN PRAXIS

Nachdem im Vorhergehenden unter bezug auf die physikalische Kreislaufgrößenbestimmung die hämodynamischen Grundlagen der Herz-Kreislaufstörungen besprochen wurden, sollen nun die Kreislaufregulationsprüfungen besprochen werden, die täglich am Krankenbett durchgeführt werden.

Die Funktionseinheit des Herz-Kreislaufsystems, die wir immer wieder betont haben, muß hierbei im Vordergrund stehen. Eine Trennung in eine Herzinsuffizienz und eine Kreislaufinsuffizienz kann nur bedingt und mit aller Vorsicht erfolgen. Die ausführliche Besprechung der physikalischen Kreislaufgrößenbestimmung und ihrer Meßwerte wird das deutlich gemacht haben. Die Gliederung in eine Funktionsdiagnostik des Herzens und in eine Funktionsdiagnostik des Kreislaufs, die wir für den Hauptteil unserer Arbeit gewählt haben, soll auch bei der nun folgenden Besprechung der einfachen Regulationsprüfungen aufrecht erhalten bleiben; denn der Sinn dieser einfachen Regulationsprüfungen kann nur der einer schnellen Überblicksorientierung sein, wobei die Fragestellung immer die sein wird:

a) Handelt es sich um organisch bedingte Störungen?
b) Handelt es sich um neurozirkulatorische Störungen?
c) Handelt es sich um Mischformen?

A. Kreislaufregulationsprüfung nach Schellong

Die von SCHELLONG angegebene Kreislaufregulationsprüfung wird heute in der klinischen Praxis nur bezüglich der Bestimmung der Blutdruckwerte und der Herzfrequenz in Ruhe, nach Belastung und im Stehen angewandt. Wir halten nach unseren Erfahrungen eine gleichzeitige Bestimmung der Atemfrequenz und die hierbei zu beobachtende Atemqualität für wertvoll. Der Versuch gliedert sich in 3 Abschnitte:

	RR	Puls	Atmung
I. Ruhe			
II. Stehen: sofort nach 10 Minuten			
III. Belastung: sofort nach 1 Minute nach 2 Minuten nach 3 Minuten (normalerweise Rückkehr zur Ausgangslage) wenn erforderlich, längere Beobachtungsdauer			

Methodik: Der 1. Abschnitt der Regulationsprüfung erfolgt am liegenden Patienten. Hierzu soll der Patient mindestens 10 Minuten in passiver Lage, d. h. also wirklich entspannt und ruhig auf dem Untersuchungsbett gelegen haben. Wichtig ist hierbei, daß eine seelische Entspannung stattgefunden hat, vor allem für die Ermittlung der individuellen Kreislaufausgangslage in Bezugsetzung zur Belastungsreaktion und zum Verhalten im Stehen. Der Ermittlung der Ruhewerte (RR, Puls, Atmung) soll wenigstens eine 2malige Messung zugrunde liegen, bei Differenzen muß 3mal gemessen und dann der Mittelwert eingesetzt werden. An die Ermittlung der Ruhewerte schließt sich der Stehversuch an. Der Patient muß zwanglos und frei stehen, wobei von ihm außer der aktiven Steharbeit nichts gefordert werden darf. Die Messungen erfolgen a) sofort, b) nach 10 min freiem Stehen.

Der 3. Abschnitt, die Belastung, erfordert eine konstante Belastung (am häufigsten geübt 20 Kniebeugen in bestimmter Zeiteinheit oder 25 Treppenstufen steigen). Hierbei bleibt die Blutdruckmanschette am Arm des Patienten liegen. Nach der Belastung legt der zu Untersuchende sich sofort wieder hin. Es erfolgen nun die Messungen (RR, Puls, Atmung) in minütlichen Abständen. Die Beurteilung der Pulsqualität, Auftreten von Rhythmusstörungen, Beurteilung der Atemqualität und andere Beoabachtungen, wie Zyanose, Blässe, Schweißausbruch usw. sind u. U. wertvoll und werden ebenfalls in das vorliegende Schema eingetragen. Gemessen werden die Werte bis zur Rückkehr zur Ausgangslage (normalerweise nach 3 min), wenn notwendig über diese Zeit hinaus. Herzkranke mit wesentlicher Beeinträchtigung sowie Hypertoniker mit wesentlicher Blutdruckerhöhung dürfen nicht in dieser Art belastet werden.

1. Der Ruhe- und Belastungsversuch

Der Ruheversuch ergibt zunächst einen groben Überblick über die Kreislaufausgangslage. Es finden sich hier:

a) Die Gruppe der Leistungsstarken (ergotrope Gesamtsituation nach W. R. Hess)

Dieser Gruppe gehören die Konstitutionstypen des muskulären, athletischen Habitus, sowie ein Teil des pyknischen Habitus an. Das schließt nicht aus, daß wir auch Leptosome mit ergotroper Kreislaufausgangslage finden. Der systolische Blutdruck liegt meist über 130 mmHg, der diastolische Blutdruck selten unter 80 mmHg.

Eine Ausnahme bildet die sympathikotone Kreislaufausgangslage beim Effort- oder Da Costa-Syndrom, wobei ein erhöhter systolischer Blutdruck und meist ein herabgesetzter diastolischer Blutdruck (50 bis 70 mmHg) gefunden werden und somit eine hohe Blutdruckamplitude resultiert.

Die Pulsfrequenz ist meist normal oder etwas gesteigert, die Pulsqualität kräftig. Die Atmung ist in der Atemfrequenz und Qualität normal. Der Belastungsversuch zeigt einen deutlichen Anstieg des systolischen Blutdruckes, während der diastolische Blutdruck sich unterschiedlich verhält, oft sogar etwas absinkt, was zur Vergrößerung der Amplitude führt. Die Herzfrequenz wird mittelgradig beschleunigt. Die Pulsqualität wird härter, gut gefüllt, bleibt aber äqual und rhythmisch. Diese Veränderungen gehen nach 3 min wieder zur Ausgangslage zurück. Ist dies nicht der Fall, so ist entweder eine dystone Regulationsstörung anzunehmen, die dann meist im Stehversuch noch deutlicher wird, oder es liegt eine Herzkreislaufinsuffizienz vor, die sich dann aber auch in der anderen Symptomatik (EKG, Röntgen) feststellen lassen muß. Bei der dystonen Regulationsstörung finden sich im Stehversuch dann sowohl hypotone als auch hypodyname Regulationsstörungen, ebenfalls Mischformen. Hämodynamisch kommt es durch die Belastung zu einer Erhöhung des Schlagvolumens zunächst durch Auswurf der Restblutmenge, weiter zu einer Frequenzsteigerung in physiologischem Ausmaß, zur Erhöhung der zirkulierenden Blutmenge und schließlich zu einem gesteigerten venösen Rückfluß. Das setzt voraus, daß die regulative Tonisierung der Gefäßperipherie regelrecht erfolgt. Dieses Reglersystem ist bei der Patientengruppe der ergotropen Gesamtsituation überschießend, was durch eine stärkere Erhöhung des systolischen Blutdrucks und mittlerer Frequenzsteigerung beim Belastungsversuch zur Darstellung kommt. Es fehlt aber der Schellongschen Funktionsprüfung der notwendige Rückschluß auf das Verhalten der Gefäßwiderstände, der nur durch die physikalische Kreislaufgrößenbestimmung ermöglicht wird.

b) Die Gruppe der Leistungsschwachen (histotrope Gesamtsituation nach W. R. Hess)

Hier findet sich meist der systolische Blutdruck niedrig, der diastolische Blutdruck verhält sich unterschiedlich, die Blutdruckamplitude ist gering. Die Herzfrequenz ist oft schon in Ruhe gesteigert, findet sich in einigen Fällen dagegen sogar bradykard. Der vorherrschende Konstitutionstyp ist der leptosome. Der Puls ist nicht so gut gefüllt. in vielen Fällen findet sich eine respiratorische Arryhythmie.

Der Belastungsversuch zeigt eine im Vordergrund stehende Steigerung der Pulsfrequenz, wobei der Puls selbst stoßender wird. Der systolische Blutdruck steigt nur wenig, der diastolische Blutdruck bleibt unverändert oder zeigt einen geringen Anstieg. Die Blutdruckamplitude erfährt keine wesentliche Vergrößerung. In der Erholungsphase nach dem Belastungsversuch kehrt die Frequenzsteigerung meist nicht innerhalb von 3 min zur Norm zurück. Die Blutdruckwerte, sowohl systolisch als diastolisch, fallen oft unter die Ausgangswerte, um dann wieder anzusteigen. Hieraus wird bereits die Labilität der Regulationen sichtbar. Dies ist das Wesentliche, was der SCHELLONGsche Versuch in der Groborientierung bezüglich der neurozirkulatorischen Regulationsstörung aussagen kann. Weitere Rückschlüsse auf die hämodynamischen Verhältnisse sollen nicht gezogen werden, denn diese sind rein spekulativ und ohne Anwendung der physikalischen Kreislaufgrößenbestimmung niemals sicher festlegbar. Aus der Kenntnis der ermittelten hämodynamischen Meßgrößen mittels physikalischer Kreislaufgrößenbestimmung wissen wir, daß in der Gruppe der Leistungsschwachen die geforderte Mehrleistung bei Arbeitsbelastung nicht über eine Steigerung des Schlagvolumens, sondern ganz unphysiologisch über die Frequenzsteigerung erfolgt, wodurch eine notwendige Erhöhung des Minutenvolumens ebenfalls ausbleibt. Die Gefäßwiderstände vorwiegend im peripheren Abschnitt erfahren eine wesentliche Steigerung, was als sinnvolle regulative Tonisierung zur Aufrechterhaltung der notwendigen Kreislaufversorgung gedeutet werden muß. Im Stehversuch wird diese Regulationsart noch deutlicher.

c) Die Gruppe der Herzinsuffizienz

Hier muß besonders betont werden, daß die Regulationsprüfung nach SCHELLONG bei wesentlichen Herzerkrankungen unterbleiben muß. Die Gruppe der Herzinsuffizienz verlangt eine ganz vorsichtige Auswertung der vorliegenden Ergebnisse besonders deshalb, weil es einen typischen Ausfall der Kreislaufregulationsprüfung bei Herzinsuffizienz nicht gibt. Wir dürfen an dieser Stelle noch einmal auf den unbedingten Zusammenhang zwischen Herz- und Kreislaufsystem hinweisen. Die Ergebnisse der Kreislaufregulationsprüfung bei vorliegender Herzinsuffizienz sind denen der Leistungsschwachen fast identisch. Es fehlt der ausreichende Anstieg des systolischen Blutdruckes bei ganz im Vordergrund stehender Steigerung der Herzfrequenz. Oft wird der Puls nach Belastung inäqual, was einerseits durch eine unterschiedliche Auswurfleistung des Herzens bei mangelndem venösem Rückflußangebot und durch eine direkte Herzleistungsschwäche bedingt ist, andererseits aber auch regulatorisch erfolgt, da die Gefäßperipherie durch Konstriktion einem peripheren Versacken des Blutes entgegenwirkt. Die Steigerung der Herzfrequenz hält immer über 3 min hinaus an, wenn eine wesentliche Herzinsuffizienz vorliegt. Bei der Herzinsuffizienz sind gerade die Nebenbeobachtungen von großem Wert. Auftretende Zyanose, Dyspnoe oder anhaltende Tachypnoe, einfallende Extrasystolie oder venöse Einflußstauungen sind für die Beurteilung äußerst wichtig.

Der SCHELLONGsche Versuch sollte immer nur in Verbindung mit dem klinischen Gesamtbild gedeutet werden, da es sich um eine grobe Orientierung, und nicht mehr, handelt. Vor einer Überbewertung kann nicht streng genug gewarnt werden.

d) Andere klinische Symptomengruppen

Die Symptomengruppe der Hypertonie, die sehr uneinheitlich ist, kann durch den SCHELLONGschen Versuch nicht weiter differenziert werden. Es sind hier einfach nicht mehr die Voraussetzungen gegeben, eine Richtung des Reaktionsablaufes erkennen zu lassen, weder im Hinblick auf das Gefäßsystem noch im Hinblick auf die Herzdynamik. In diesen Fällen müssen längere Kontrollen mit Anfertigung von Tagesverlaufskurven der meßbaren hämodynamischen Größen angefertigt werden.

Außerdem müssen alle differentialdiagnostischen Untersuchungsmethoden zur näheren Klärung der Hypertonie Anwendung finden, die wesentlich weiter führen als der SCHELLONGsche Versuch.

Die Gruppe der Hypotonie ist ebenfalls, wie bereits ausführlich dargestellt, uneinheitlich. Die Hypotonie ist nur ein Symptom. Bei Sportlern und Trainierten finden wir nach Belastung einen ausreichenden Anstieg des systolischen Blutdruckes bei fast gleichbleibendem diastolischem Blutdruck. Die meist in Ruhe festgestellte Bradykardie zeigt nach Belastung keine sehr wesentliche Frequenzsteigerung.

Die konstitutionelle Hypotonie und auch die sekundäre Hypotonie, postinfektiös und in Erschöpfungszuständen, gliedert sich in ihrer Regulationsart in die Gruppe der neurozirkulatorischen Dystonie ein und bedarf keiner besonderen Darstellung, kann auch durch den SCHELLONGschen Versuch nicht weiter geklärt werden.

2. Der Stehversuch

Der Stehversuch stellt in gewissem Maße die bestdosierte und physiologisch schonendste Belastung dar. Er erfodert durch den Wechsel der Körperlage eine aktive Arbeit und ferner eine Umstellungsreaktion des Körpers als Anpassungsvorgang an die Steharbeit. Versuche, die aktive Körperarbeit auszuschalten, indem passive Änderungen der Körperlage gewählt wurden, haben in ihren Ergebnissen nicht wesentlich weiter geführt, jedenfalls nicht in dem Sinne, daß hierdurch die gewonnenen Ergebnisse, durch den Wegfall der aktiven Steharbeit, zur Differenzierung einer Herzleistungsinsuffizienz von einer orthostatischen Dysregulation besser herangezogen werden könnten, als die Ergebnisse des Stehversuches mit aktivem Stehen.

Die Körperarbeit durch aktives Stehen sowie die hierdurch erforderlich werdende hämodynamische Umstellung führt in physiologischen Fällen zu einer Abnahme des Schlag- und Minutenvolumens von etwa 30%. Die Gefäßwiderstände werden gesteigert, die Herzfrequenz zeigt einen mäßigen Anstieg. Wir finden also bereits beim Kreislaufgesunden einen geringen Anstieg des systolischen und diastolischen Blutdrucks, eine mäßige Frequenzsteigerung, eine leichte Beschleunigung der Pulswellengeschwindigkeit, bezüglich der Herzdynamik verlängert sich die Anspannungszeit relativ, während die Austreibungszeit unbeeinflußt bleibt oder sich nur gering verkürzt. Die orthostatische Dysregulation zeigt vornehmlich 3 Reaktionsgruppen, die kurze Erwähnung finden sollen.

a) Hypotone Regulationsstörung nach SCHELLONG (Abb. 30, S. 60)

In der Gruppe der hypotonen Regulationsstörung finden wir vorwiegend eine Senkung des systolischen Blutdrucks bei ansteigendem diastolischem Blutdruck bei einer gleichzeitig wesentlichen Steigerung der Pulsfrequenz. Oft beobachten wir Akrozyanose, Hyperhidrosis, sogar eine direkte Kollapsneigung. Hämodynamisch droht das Blut (nach WOLLHEIM die aktive Blutmenge) in der Peripherie zu versacken. Der venöse Rückfluß erfährt jedenfalls eine Verminderung. Der Versuch einer Einengung der Strombahn, was sich in einer Steigerung des peripheren Widerstandes ausdrückt, reicht regulatorisch zur Kompensation nicht aus (arterielle Zentralisation). Auch die Frequenzsteigerung kann bei Verminderung des Schlagvolumens kein ausreichendes Minutenvolumen zustande bringen.

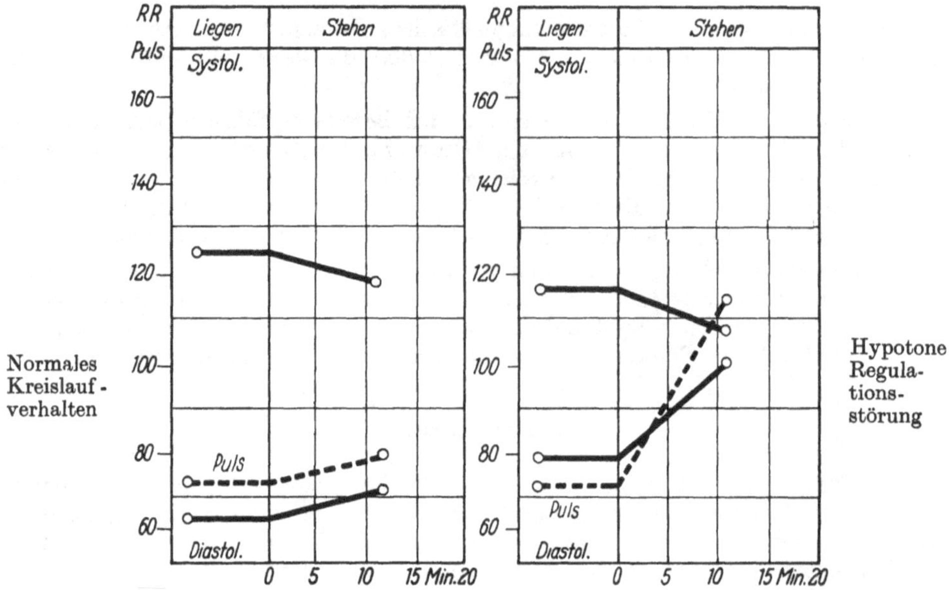

Abb. 30

b) Hypodyname Regulationsstörung nach Schellong (Abb. 31)

In dieser Gruppe finden wir ein Absinken sowohl des systolischen als auch des diastolischen Blutdrucks von oft erheblichen Ausmaßen. Hierbei kann eine stärkere Tachykardie beobachtet werden. Die Tonisierung der Gefäßperipherie bleibt hier völlig aus, der venöse Rückfluß ist nicht garantiert, das Schlag- und Minutenvo-

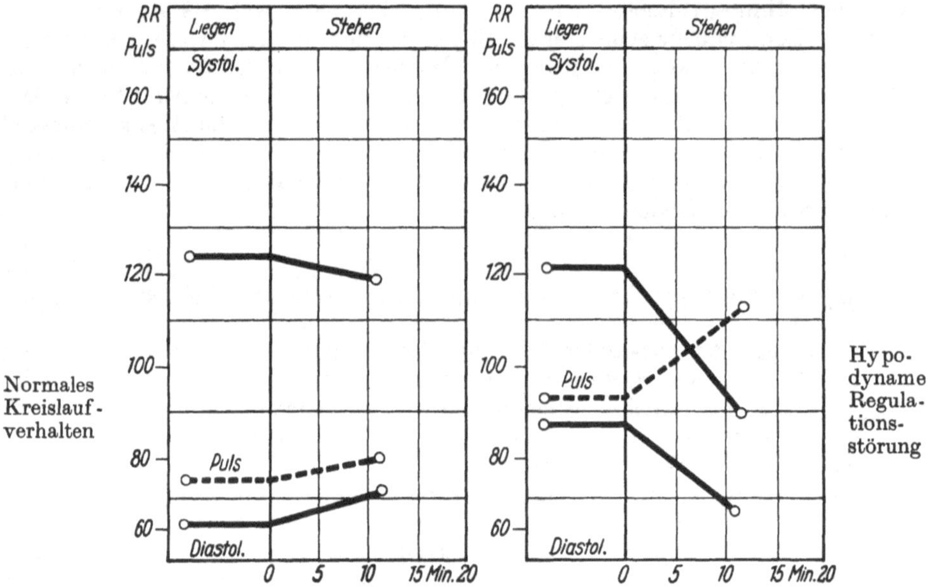

Abb. 31

lumen sind deutlich herabgesetzt und die Pulswellengeschwindigkeit ist ebenfalls vermindert. In die Gruppe der hypodynamen Regulationsstörung gehören auch die Nebenniereninsuffizienz und die hypophysär ausgelösten Störungen. Es muß in diesen Fällen eine Hypadrenie vorausgesetzt werden. Diese Fälle zeigen meist eine hypotone Kreislaufausgangslage, wobei es im Stehversuch oft bis zum direkten Kollaps kommt. Im Gegensatz zu dem beschriebenen Regulationsablauf der hypodynamen Symptomengruppe findet sich bei einer weiteren Gruppe der primär-dystonen Regulationsstörung, die nach unseren Erfahrungen am häufigsten beoachtet wird, ein gesteigerter adrenaler Effekt, wie wir das durch die Ephetonin-Belastung nachweisen konnten (Boeder: „Beitrag zum Problem der Diagnostik und Therapie der orthostatischen Regulationsstörung"). Näher wird hierauf im nächsten Abschnitt noch eingegangen werden.

Wird beim hypodynamen Symptomenkomplex ein Abfall des systolischen und diastolischen Blutdrucks beobachtet, tritt aber an Stelle der Tachykardie eine Bradykardie auf, dann ist die gegenregulatorische Funktion des parasympathischen Systems gesteigert.

c) Primär-dystone Regulationsstörung

In dieser Gruppe finden wir alle Mischformen. Die Patienten gehören allen Konstitutionstypen an, finden sich in allen Altersklassen und Berufsgruppen und bringen alle erhebliche Klageäußerungen vor. Es muß hier eine absolute Entgleisung der regulatorischen Fähigkeiten angenommen werden, wobei das physiologische Maß der Koordination und Korrelation verlorengegangen ist. Die charakteristischen Kreislaufgrößen sind wechselnd und die periodischen Tagesschwankungen in ihren Richtungsänderungen uneinheitlich. Wir glauben hier der Ansicht von Sturm beipflichten zu müssen, daß in dieser Gruppe eine absolute Regulationsstarre vorliegt. Eine Konstante wird jedoch immer gefunden, und zwar sind das sehr erheblich gesteigerte Gefäßwiderstände sowohl im zentral-elastischen als auch im peripheren Stromgebiet bei frequenter bis tachykarder Herzaktion. Dabei liegen die ermittelten Anspannungszeiten an der oberen Grenze der Norm. Die erhebliche Steigerung der Gefäßwiderstände kommt bei der Blutdruckmessung nicht zum Ausdruck. Eine charakteristische Reaktionsform im Stehversuch ist nicht festzustellen. Wir konnten aber durch die Ephetoninbelastung mit 0,05 g i. v., ähnlich wie beim Phäochromozytom, einen gesteigerten sympathiko-adrenalen Effekt bei dieser Reaktionsgruppe nachweisen. Es handelt sich hierbei um eine vegetativ-regulatorische Sympathikuswirkung, die bis zur vermehrten Adrenalinausschüttung gehen kann, vor allem hierdurch zur Beeinflussung des Muskelstoffwechsels des Herzens selbst führen kann, indem das Adrenalin einen Glykogensturz im Herzmuskel auslöst. Diese Tatsache dürfte nicht ohne Einfluß auf die später zu besprechenden EKG-Veränderungen sein.

Der Schellongsche Versuch ist also zur näheren Differenzierung der primärdystonen Regulationsstörung ungeeignet. Wenn sich ein uncharakteristisches Bild ergibt, das weder der hypotonen noch hypodynamen Regulationsstörung zugeordnet werden kann, die Klageäußerungen des Patienten aber erheblich sind und gleichzeitig EKG-Veränderungen registriert werden, dann sollte auf jeden Fall die physikalische Kreislaufgrößenbestimmung durchgeführt werden, um einerseits die Fehldiagnose eines Myokardschadens zu vermeiden und andererseits dem Patienten kein Unrecht zu tun, indem die Klageäußerungen als Aggravation abgetan werden. Wir werden bei Besprechung der elektrokardiographischen Funktionsdiagnostik noch näher auf diese Problematik eingehen.

B. Die elektrokardiographische Funktionsdiagnostik

Das EKG vermittelt uns einen Einblick in das elektrophysiologische Geschehen des Herzmuskels. Bei der ausführlichen vorhandenen speziellen Literatur können hier nur die wesentlichsten Punkte der Funktionsdiagnostik besprochen werden.

1. *Frequenzbestimmung*

Die normale Frequenz des Herzens, die vom Sinusknoten angegeben wird, beträgt 70 min. Von einer Sinustachykardie soll erst gesprochen werden, wenn bei völliger Ruhe eine Frequenz von 90 min und darüber vorliegt. Eine Sinusbradykardie wird angenommen, wenn die Frequenz bei völliger Ruhe unter 60 min liegt.

Sinustachykardien sind häufiger als Sinusbradykardien. Die Sinustachykardie ist weitaus häufiger Ausdruck einer funktionellen Beeinflussung als einer Herzmuskelerkrankung. Finden sich gleichzeitig spitz hohe (sogenannte vegetative) T-Zacken, dann kann bei sonst normalem Kurvenverlauf eine sympathikotone oder ergotrope Kreislaufausgangslage angenommen werden.

Sinusbradykardien bei sonst normalem Kurvenverlauf finden sich ebenfalls als Ausdruck der funktionellen Beeinflussung bei vagotoner Kreislaufausgangslage. Hierbei sind die P-Zacken oft klein oder angedeutet negativ, was als Vaguseinfluß gedeutet wird. Die Überleitungszeiten liegen oft an der oberen Grenze der Norm (0,20 sec), verkürzen sich meist nach Belastung, was dann als typisch für den vagotonen Charakter der Sinusbradykardie gelten kann. Häufig verlaufen die T-Zacken abgeflacht.

2. *Die Bedeutung des QRS-Komplexes*

Bereits von SCHELLONG wurde auf die Bedeutung des QRS-Komplexes hingewiesen, da gerade dieser Kammerkomplex vom Funktionszustand des Myokards abhängig ist. Hier soll nur die Bedeutung des QRS-Komplexes bezüglich der Funktionsdiagnostik Berücksichtigung finden. Als oberster Grenzwert für die Gesamtbreite des QRS-Komplexes werden im Extremitäten-EKG als auch in den präkordialen Ableitungen 0,10 bis 0,11 sec angegeben. Die Ausmessung des QRS-Komplexes kann mit ausreichender Genauigkeit nur an einer mit einem Mehrfachschreiber geschriebenen Kurve erfolgen. Hierbei wird der QRS-Komplex nie an einer Ableitung gemessen, sondern vom frühesten Beginn einer nachweisbaren Q-Zacke in irgendeiner Ableitung bis zum Ende der S-Zacke in der Ableitung, wo sie am deutlichsten zur Darstellung kommt. Hierbei muß von dem Registrierinstrument eine genaue Synchronisation verlangt werden.

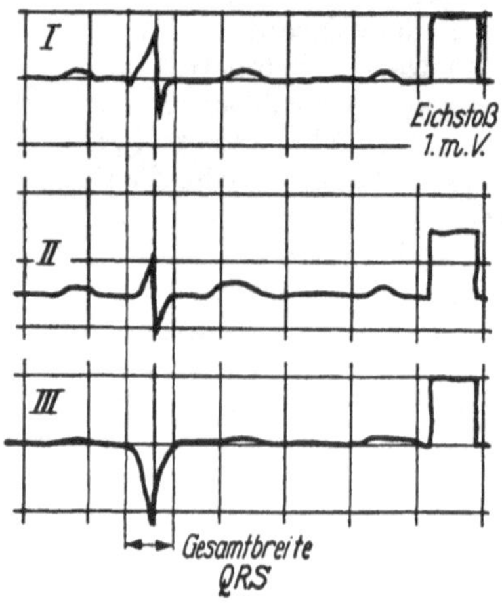

Beim Herzgesunden findet sich nach Belastung eine mittelgradige Frequenzerhöhung, die mit einer Verkürzung des QRS-Komplexes einhergeht. Kommt es nach Belastung bei ausreichender Frequenzerhöhung nicht zu einer Verkürzung des Kammerkomplexes, ja sogar zu einer Verlängerung, dann muß der Verdacht einer organischen Herzmuskelstörung geäußert werden. Nach unseren eigenen Erfahrungen finden sich dann gleichzeitig Veränderungen im Bereich der Erregungsrückbildung vorwiegend über dem linken Präkordium (V 4 bis V 6), die bei fehlender Verkürzung des QRS-Komplexes oder sogar bei Verlängerung im Belastungs-EKG einen organischen Herzmuskelschaden annehmen lassen. Die Ausmessung der QRS-Gruppe muß sehr genau erfolgen, denn die Verkürzungen sind niemals sehr deutlich erkennbar.

Wenn eine Funktionsdiagnostik durch Ausmessung des QRS-Komplexes betrieben wird, muß mit möglichst großer Papiergeschwindigkeit gearbeitet werden. Am besten geeignet erscheint uns eine Papiergeschwindigkeit von 100 mm/sec. Die Genauigkeit der Synchronisation ist an den Eichzacken am besten zu kontrollieren.

Einen Ausnahmefall müssen wir an dieser Stelle kurz erwähnen. Es handelt sich um das WPW-Syndrom (Wolff-Parkinson-White). Hierbei besteht eine Verlängerung des QRS-Komplexes über 0,12 sec, die auf Kosten der Überleitungszeit geht, die unter 0,1 sec gemessen wird. Das WPW-Syndrom wird heute einheitlich nicht auf eine organische Herzmuskelschädigung bezogen, die Prognose trotz manchmal gehäufter Paroxysmen allgemein günstig gestellt. Näher können wir an dieser Stelle auf das WPW-Syndrom nicht eingehen.

3. Das Belastungs-EKG

Die Beobachtung des Kurvenablaufes nach gezielter Belastung kann oft eine latente Herzschädigung aufdecken. Grundsätzlich dürfen Patienten mit wesentlicher Herzschädigung nicht belastet werden. Die Art der gewählten Belastung ist in der Praxis die gleiche, wie auch bei der Kreislaufregulationsprüfung nach Schellong. Unter der Arbeitsbelastung kommt es zu einer erhöhten Arbeitsleistung des Herzmuskels, die heute durch das EKG in der praktischen Anwendung in der Arbeit selbst noch nicht erfaßt werden kann. Erfaßt wird das Stadium sofort nach der geleisteten Arbeit sowie die sich anschließende Erholungsphase. Es werden demnach für die zu beurteilende Stoffwechsellage des Herzmuskels die Durchblutungsverhältnisse neben der Arbeitsgewohnheit (Training) sowie funktionell-regulatorische Momente die Hauptrolle spielen. Letztere können gerade bei der neurozirkulatorischen Dystonie Änderungen des Kurvenverlaufes herbeiführen, die von organischen Läsionen nicht einwandfrei zu trennen sind. Das bezieht sich vorwiegend auf die Störungen der Erregungsrückbildung, also auf die Veränderungen der ST-Strecke und der T-Zacken. Hieraus geht bereits hervor, daß die Beurteilung des Kurvenablaufes sehr vorsichtig und zürückhaltend erfolgen muß und eine Entscheidungssicherheit durch das EKG nicht gegeben ist. Es ist nur eine Teiluntersuchung, die sich in die übrige Diagnostik mit einzuordnen hat.

Wir fordern als Funktionsdiagnostik in jedem Falle die Durchführung des Ruhe-, Belastungs- und Steh-EKG mit präkordialen Ableitungen, wesentlich die Wiederholung der Belastungs- und Stehkurven nach 3 und 5 min. Hierbei ergibt sich die Möglichkeit, daß einem gestörten Kurvenablauf im Ruhe-EKG eine normale Arbeitsreaktion im Belastungs-EKG folgt, im Steh-EKG aber noch deutlicher als im Ruhe-EKG die neurozirkulatorisch bedingte Änderung des Kurvenverlaufes sichtbar wird. Nach Belastung werden oftmals höhere P-Zacken beobachtet, die noch als physiologische Reaktion zu beurteilen sind. Kommt es jedoch zur Ausbildung eines P-pulmonale, vielleicht mit negativen und verbreiterten P-Zacken im Anfangsteil in VR 3 und V 1, dann ist eine Widerstandserhöhung im kleinen Kreislauf und Rechtsherzbelastung anzunehmen.

Rhythmusstörungen, die nach Belastung auftreten, müssen auf längeren Streifen und über längere Zeit kontrolliert werden und dürfen dann ebenfalls nur im Rahmen des Gesamtbildes beurteilt werden. Auf nähere Einzelheiten können wir hier nicht eingehen. Die Überleitungszeit wird nach Belastung nicht wesentlich verändert, es sei denn, sie erfährt eine Verkürzung vorwiegend bei vagotoner Ausgangslage. Verlängerungen der Überleitungszeit nach Belastung bis zum Extrem der partiellen oder totalen Blockierung sind immer pathologisch. Die Beurteilung der Störungen der Erregungsrückbildung nach Belastung kann nur im Zusammenhang mit dem Ruhe- und Steh-EKG erfolgen. Der Begriff der Anoxämiereaktion, d. h. der deutlichen bogenförmigen ST-Senkung nach Belastung bei schon im Ruhe-EKG gesenkten Zwischenstrecken und die gleichlaufende Abflachung der T-Zacken bis zur Diskordanz oder Negativität, kann nicht generell angewandt werden, wenn diese Änderungen zur Darstellung kommen. Man sollte ihn nur gebrauchen, wenn gleichzeitig andere Zeichen einer Linksherzschädigung, wie z. B. ein pathologischer Hypertrophietyp, die besprochenen QRS-Veränderungen und vor allem im klinischen Gesamtbild Anhaltspunkte für eine Herzschädigung bestehen. Wir konnten schwerste ST- und T-Veränderungen als Ausdruck einer gestörten Tonuslage nachweisen und haben darüber an anderer Stelle schon berichtet. Den Veränderungen der Zwischenstrecken und Nachschwankungen liegt ein komplexes und bisher noch keinesfalls geklärtes Korrelationsgeschehen elektro-physiologischer Vorgänge des Muskelstoffwechsels zugrunde. Zweifelsohne spielt hier der Adrenalinstoffwechsel gerade bei neurozirkulatorisch bedingten Veränderungen der ST-Strecke und T-Zacken eine entscheidende Rolle. Wir konnten durch Anwendung von *Reserpin* (*Serpasil* der Fa. CIBA), das auch nach Untersuchungen von U. Köhler eine Schutzwirkung gegenüber dem Adrenalin ausübt, in dem der Glykogensturz im Herzmuskel weitgehend aufgehalten wird, schon nach wenigen Tagen einen völligen Ausgleich der teilweise erheblichen Kurvenveränderungen erzielen. Wir fanden eine Beseitigung der Tachykardie, Normalisierung der deutlich gesenkten Zwischenstrecken, Normalisierung der abgeflachten bzw. diskordanten oder negativen T-Zacken. Hierbei ist es wesentlich, daß diese Normalisierungen schon nach wenigen Tagen eintreten und dann nicht nur im Ruhe-EKG, sondern auch im Belastungs- und Steh-EKG anhalten. In keinem Falle einer organischen Herzschädigung konnten wir mit Reserpin den erwähnten Ausgleich erzielen.

Hier muß die Frage der Testuntersuchungen angeschnitten werden. Alle Testuntersuchungen, das beweist schon die Fülle der in der Literatur angegebenen Teste, sind unzuverlässig. Wir betrachten die *Reserpin*-Medikation auch nicht als Test im üblichen Sinne, sondern als eine Ausschlußmöglichkeit im Sinne einer gezielten Therapie bei neurozirkulatorischer Dystonie, wobei es wesentlich ist, daß der Kurvenausgleich bereits nach wenigen Tagen sichtbar wird. Kommt es nach *Reserpin* zu einem schnellen und völligen Ausgleich, dann können die anfänglich registrierten Veränderungen des Kurvenverlaufes vor allem bei vorhandener Tachykardie, nicht als organisch angesprochen werden. Tritt ein Ausgleich der Kurvenveränderungen nicht ein, dann darf allerdings noch kein organischer Schaden angenommen werden. Es muß hier das Gesamtbild entscheiden, worauf bei der EKG-Beurteilung nicht oft genug hingewiesen werden kann. Es war gerade dies die Veranlassung, diesen Leitfaden der Herzfunktionsprüfungen zu schreiben, die oft vernachlässigten hämodynamischen Gesamtbetrachtungen wieder in den Vordergrund der klinischen Entscheidungen zu bringen. Nach unseren eigenen Erfahrungen in der Beurteilung der Erregungsrückbildungsstörungen (ST-Senkung und T-Abflachung bis zur Negativität kann die heute noch weitverbreitete Auffassung nicht mehr aufrecht erhalten bleiben, wonach das Ausmaß der Veränderungen als entscheidend für die Frage — organische Schädigung oder rein funktionelle Störung — angesehen wurde. Funktionelle Störungen rufen oftmals deutlichere ST-Senkungen und sogar eine Negativität der T-Zacken hervor, als dies bei organischen Myokardläsionen der Fall ist. Den Veränderungen der Zwischenstrecken und Nachschwankungen liegt eine Ermüdung des Muskelstoffwechsels zugrunde. Die organische Schädigung wird aber, wenn überhaupt, nicht in dem Maße reversibel sein, wie es die temporäre neurozirkulatorisch-bedingte Stoffwechselstörung sein muß, solange sie noch in einer regulativen Phase ist. Diese Auffassung wird dadurch bewiesen, daß nach der *Reserpin*-Medikation der schnelle und völlige Ausgleich des Kurvenbildes eintritt, was bei organischen Schädigungen nie der Fall ist. Wir möchten nochmals davor warnen, das Ausmaß der ST-Senkung und der T-Abflachung bzw. Negativität als entscheidend dafür anzusehen, ob die Störungen organischer oder funktioneller Natur sind. Diese Tatsache wird jeder selbst erleben, der nach *Serpasil*-Medikation einen völligen Kurvenausgleich von vorher ausgedehnten Veränderungen schon nach wenigen Tagen erlebt.

4. Das Steh-EKG

Bei kreislaufstabilen Personen tritt außer einer Frequenzzunahme im Kurvenverlauf des EKG keine wesentliche Änderung auf. Auf Grund eigener Untersuchungen sind nicht in allen Fällen einer neurozirkulatorischen Dystonie Veränderungen im Steh-EKG zu erwarten. DELIUS, REINDELL, SARRE, GADERMANN u. a. haben nachgewiesen, daß für die Veränderungen des Kurvenverlaufes im Stehen der reflektorisch einsetzende überwiegende Sympathikotonus verantwortlich zu machen ist und kein direkter Zusammenhang der Veränderungen mit der Koronardurchblutung besteht. Die beobachteten Veränderungen betreffen vorwiegend die Frequenz (im Sinne der Steigerung) sowie wiederum die Erregungsrückbildung (ST-Senkung, T-Abflachung bis zur Negativität). Das Steh-EKG kann nur im Zusammenhang mit dem Ruhe-EKG und Belastungs-EKG gedeutet werden. Liegen ein normales Ruhe- und Belastungs-EKG vor und treten die beschriebenen Veränderungen nur im Steh-EKG auf, dann ist die Entscheidung einfach. In diesem Falle wird es sich um eine funktionelle Störung handeln. Ist aber das Ruhe- oder Belastungs-EKG verändert, dann wird auch das Steh-EKG verändert sein. Hier ist die Entscheidung, ob organisch oder funktionell, nicht mit Sicherheit möglich.

Die Registrierung von ausgesprochen sympathikotonen Veränderungen wie z. B. Höhertreten der Vorhofsschwankungen, spitz-hohe vegetative T-Zacken und bogenförmige Anhebung der Zwischenstrecken, können für die Deutung wichtig und richtungweisend sein. Es empfiehlt sich, die Funktionsbeurteilung mit aller Vorsicht vorzunehmen und im Zweifelsfalle mehrere Kontrollen zu machen, da gewisse Schwankungen im Tagesrhythmus schon erhebliche Veränderungen des Kurvenverlaufes herbeiführen können. Näher können wir im Rahmen dieser kurzen Darstellung auf diese Problematik nicht eingehen.

C. Die Bestimmung der Blutströmungsgeschwindigkeit

Die Blutströmungsgeschwindigkeit hängt von der Herzleistung, der Blutbeschaffenheit (Viskosität) sowie von der Beschaffenheit der Gefäße ab. Es handelt sich also um einen materiebehafteten Vorgang im Sinne einer *Transportfunktion*. Das Strömungsgesetz wurde bereits besprochen. Ausgehend von der Transportfunktion der Blutströmung ist es möglich, das Blut mit einer chemischen Substanz zu belasten, die an sich unschädlich ist, keine eigene Kreislaufwirksamkeit besitzt und nach einer zurückgelegten Wegstrecke, die bekannt sein muß, wieder einfach und sicher nachzuweisen ist. Wir möchten uns auf 2 Methoden beschränken.

1. Die Decholin-Methode

Verabreicht man Decholin als 20%ige Lösung i. v., dann gibt der Patient einen bitteren Geschmack auf der Zunge an, der durch eine Reizung der Geschmacksorgane zustande kommt. Diese Beobachtung führte WINTERNITZ dazu, Decholin zur Bestimmung der Blutströmungsgeschwindigkeit zu benutzen.

Methodik: 4 ccm einer 20%igen Decholin-Lösung werden dem liegenden Patienten in die Kubitalvene injiziert. Der Einstich bei venöser Stauung erfolgt mit aufgesetzter Kochsalzspritze (physiologische NaCl-Lösung). Erst nach normalisierten Verhältnissen wird die Spritze mit der Decholin-Lösung aufgesetzt und sofort und schnell eingespritzt. Der Eintritt des Decholins wird mit der Stoppuhr festgehalten, die dann bei der Angabe des Patienten „bitter" wieder abgestoppt wird. Es muß dem Patienten vorher genau erklärt werden, daß er sofort, wenn er den bitteren Geschmack auf der Zunge verspürt, das Wort bitter angibt, denn in dieser Angabe liegt die größte Fehlerquelle der Methodik. Das Decholin durchläuft nach der Injektion in die Kubitalvene das rechte Herz, die Lungenstrombahn, das linke Herz und wird von hier in die Aorta ausgeworfen, gelangt dann über die A. carotis und die A. lingualis in die Zungenkapillaren, wo es zur Reizung der Geschmacksorgane führt. Dieser Weg wird normalerweise in 10 bis 15 sec zurückgelegt.

Auswertung: Die Auswertung der Methode muß mit aller Vorsicht erfolgen, da die Ankunft des Decholins in den Zungenkapillaren und an den Geschmacksorganen vom Untersuchten durch eine Geschmacksempfindung angegeben wird. Die Zuverlässigkeit des Patienten hängt z. T. auch von einer richtigen Belehrung ab. Bei der Rechtsinsuffizienz kommt es bei venöser Rückflußstauung zu einer Verlängerung der Decholin-Zeit über 16 sec. Die gleiche Verlängerung findet sich auch bei Veränderungen der intrapulmonalen Strömungsverhältnisse verschiedener Genese sowie bei der Linksinsuffizienz. Hierauf wird später noch näher eingegangen werden. Eine klassische Indikation besitzt die Decholin-Probe bei der Diagnostik von Shunt-Vitien. Es kommt hier durch Übertritt des Blutes innerhalb der Herzkammer zu einer Durchmischung und damit zu einer teilweisen Umgehung des Lungenkreislaufes. Somit gelangt ein gewisser Anteil des Decholins sofort in den arteriellen Kreislauf, was eine Verkürzung der Strombahn bedeutet und daher die Decholin-Umlaufzeit abkürzt. Entscheidend ist hierbei der Grad des Shunt-Vitiums, von dem das Durchmischungsverhältnis abhängt. Erwähnt werden sollen noch die Verlängerungen der Decholin-Zeit bei der Polyzythämie, sowie beim Myxödem, obwohl bei diesen Krankheitsbildern die Decholin-Zeitbestimmung nicht unbedingt zum diagnostischen Repertoire gehört.

2. Die Decholin-Äther-Methode

Gibt man dem Decholin noch Äther hinzu, so wird durch das Abrauchen des Äthers in der Ausatmungsluft der Zeitpunkt zu bestimmen sein, wann die Blutströmung die Lungenkapillaren durchläuft und fernerhin der Zeitpunkt, wann die Blutströmung durch den bitteren Geschmack des Decholins an den Zungenkapillaren ankommt. Hierüber wurde von BOCK und FINK eingehend berichtet. Die Kenntnis dieses Intervalls ist differentialdiagnostisch von Wichtigkeit. Die Methode ist die gleiche wie bei der Decholin-Methode und bedarf keiner besonderen Besprechung. Der zu Untersuchende wird angehalten, zunächst bei Wahrnehmung des Äthergeruches das Wort „Äther" und bei Wahrnehmung des bitteren Geschmacks das Wort „bitter" anzugeben. Eine Kontrolluntersuchung muß immer gefordert werden, da nach übereinstimmenden Literaturangaben beim gleichen Patienten unter gleichen Bedingungen bei verschiedenen Untersuchungen die Zeitintervalle konstant bleiben.

Hierdurch können mögliche Fehler aufgedeckt und ausgeschlossen werden. Oft wird dann zur klaren Beurteilung eine 3. Untersuchung notwendig. Bei Tachykardien über 100 min sowie bei Bradykardien unter 50 min ist die Streuungsbreite der Normalwertzeiten sowohl für die Decholin-Zeit als auch für die Äther-Zeit größer. Diese Tatsache muß bei der Auswertung der Ergebnisse besonders berücksichtigt werden.

Als Injektionslösungen können gewöhnlich verwendet werden:

1. Fertigampullen Decholin-Äther (3 ccm Decholin 20%ig und 0,2 ccm Äther), Fa. Riedel-De Haën
2. kann die Injektionslösung in gleicher Zusammensetzung selbst hergestellt werden.

Ergebnisse und ihre Auswertungen

Die normalen Durchschnittswerte Herzgesunder betragen:

Äther-Zeit:	4 bis 10 Sekunden (Ä—Z)
Decholin-Zeit	9 bis 12 Sekunden (D—Z)
Decholin-Ätherzeit Differenz	4 bis 10 Sekunden (D—Z minus Ä—Z).

Hieraus ergibt sich bereits ,daß durchschnittlich die Ätherzeit = der halben Decholin-Zeit ist und die Äther-Zeit = der Differenz Decholin-Zeit minus Äther-Zeit ist. Hierauf werden wir noch näher eingehen.

Linksinsuffizienz:

Über die hämodynamischen Veränderungen bei der Linksinsuffzienz haben wir bereits im ersten Kapitel der physikalischen Kreislaufgrößenbestimmung eingehend gesprochen. Die Decholin-Äther-Zeitbestimmung kann diese Ergebnisse unterstützen. Das linksinsuffiziente Herz ist nicht in der Lage, das Blutangebot der venösen Seite in dem Umfange wie es ihm angeboten wird weiterzubefördern. Dieses Grundgesetz macht die Veränderungen der gemessenen Kreislaufzeitwerte verständlich. Die Erfassung der Äther-Zeit spiegelt die zeitlichen Strömungsverhältnisse der venösen Abschnitte wider. Die Erfassung der Decholin-Zeit schließt sowohl die Verhältnisse der venösen Seite als auch die des linken Herzens ein, so daß dann die Differenz zwischen der Decholin-Zeit und der Äther-Zeit (D-Z minus Ä-Z) ganz besonders auf das linke Herz hinweist. Bei der Linksinsuffizienz findet sich daher die Äther-Zeit normal, höchstens geringfügig verlängert. Die Decholin-Zeit dagegen erfährt eine deutliche Verlängerung, wodurch entsprechend die Differenz D-Z minus Ä-Z größer wird. Finden sich diese Ergebnisse bereits in Ruhe, dann sprechen wir von einer *Ruheinsuffizienz.* Diese Veränderungen stellen sich oft schon vor der klinisch faßbaren Insuffizienz ein. Zur Erfassung der in Ruhe noch nicht faßbaren Linksinsuffizienz wurde von Scharf die Bestimmung der Kreislaufzeiten im Arbeitsversuch angegeben.

3. Der Arbeitsversuch nach Scharf

Nach Bestimmung der Ruhewerte bleibt der zu Untersuchende weiter liegen. Als Arbeitsbelastung wird von ihm eine aktive Muskelarbeit gefordert, was durch Beugen-Anheben und Strecken der Beine, etwa 20 bis 30 mal, geschieht. Sofort nach Belastung erfolgt bei liegender Kanüle die Injektion in vorgeschriebener Weise. Die gleiche Injektion erfolgt dann nochmals nach 3 und 5 min. Beim gesunden Herzen kommt es zu einer Steigerung des Schlag- und Minutenvolumens bei mäßigem Frequenzanstieg und einer Steigerung der aktiven Blutmenge. Es werden sich also alle Kreislaufzeiten verkürzen bzw. konstant bleiben oder nur leicht verlängern. Vor allem bleibt das Verhältnis D-Z minus Ä-Z gleich. Beim linksinsuffizienten Herzen kommt es dagegen zur deutlichen Verlängerung der D-Z bei normaler oder nur gering erhöhter Ä-Z und damit zur Vergrößerung der Differenz D-Z minus Ä-Z. Dies ist die Erfassung der Belastungsinsuffizienz.

Merksatz: Linksinsuffizienz: *In Ruhe* normale oder geringfügig verlängerte Ä—Z, dagegen D—Z und Differenz D—Z minus Ä—Z eindeutig verlängert. *Nach Belastung* weitere Verlängerung der D—Z und damit Vergrößerung der Differenz D—Z minus Ä—Z.

Rechtsinsuffizienz — pulmonale Insuffizienz:

Das Problem der Rechtsherzschädigung und der pulmonalen Insuffizienz soll an dieser Stelle eingehender erörtert werden. Wir haben im ersten Kapitel betont, daß die physikalische Kreislaufgrößenbestimmung allein nicht in der Lage ist, den Funktionszustand des rechten Herzens zu ermitteln. Ebenso ist die alleinige Bestimmung der Decholin-Äther-Zeit zur Erfassung der Rechtsherzbelastung bzw. der pulmonalen Insuffizienz zu unzuverlässig. Verbindet man die Decholin-Äther-Methode mit der Erfassung der hämodynamischen Größen nach WEZLER-BÖGER und der Erfassung der Herzdynamik nach BLUMBERGER, dann erscheinen uns Rückschlüsse auf die Leistungsfähigkeit auch des rechten Herzens möglich. Diese Tatsache ist besonders wichtig, da sowohl die Spiroergometrie als auch der Herzkatheterismus keinesfalls dazu geeignet sind, eine breite klinische Anwendung zu erfahren. Die Spiroergometrie erfaßt die respiratorische Leistung und deckt Störungen im Gasstoffwechsel der Lungen auf, die aber zwangsläufig Veränderungen der Lungenstrombahn mitbedingen, denn die Wechselbeziehungen zwischen dem respiratorischen System und dem pulmonalen Kreislauf resultieren aus den gleichen anatomischen und funktionellen Gegebenheiten. Es kann also durch die Erfassung der Hämodynamik des Lungenkreislaufs und damit auch der Belastung des rechten Herzens ein gültiger Rückschluß auch auf die Einschränkung der respiratorischen Leistungsbreite möglich werden. Diese Fragestellung interessiert besonders, wenn vor Lungenoperationen ein Überblick über die hämodynamischen und respiratorischen Verhältnisse ermöglicht werden soll. Hierbei kommen oft im Ruheversuch Insuffizienzen nicht zur Darstellung, weshalb ein Arbeitsversuch in der bereits geschilderten Weise gefordert werden muß.

Die *Rechtsinsuffizienz* ist gekennzeichnet durch eine Verlängerung der Ä—Z, wobei die Differenz D—Z minus Ä—Z normal bleibt. Das Schlagvolumen wie auch das Minutenvolumen sind vermindert trotz manchmal beträchtlicher Frequenzsteigerung. Dies ist nicht auf eine Linksinsuffizienz zurückzuführen, sondern beruht auf der Tatsache, daß durch die vorliegende Rechtsinsuffizienz das Blutangebot an das linke Herz zu gering ist und somit das linke Herz kein ausreichendes Schlag- und Minutenvolumen zustande bringt. Daß die Verminderung des Fördervolumens wirklich nicht auf einer Linksinsuffizienz beruht, wird dadurch unterstrichen, daß bei Erfassung der Herzdynamik nach BLUMBERGER die Anspannungs- und Austreibungszeiten nicht wesentlich verändert sind, allenfalls die Anspannungszeit relativ verlängert erscheint.

Der *Arbeitsversuch* bringt eine weitere sehr deutliche Verlängerung der Ä—Z bei relativer Verlängerung der D—Z, womit die Differenz D—Z minus Ä—Z kleiner wird. Das Schlagvolumen läßt die normalerweise stattfindende Steigerung vermissen, und die Frequenzsteigerung ist nicht in der Lage eine Steigerung des Minutenvolumens herbeizuführen. Die Erfassung der Herzdynamik zeigt verlängerte Anspannungszeiten oder obere Grenzwerte. Ergänzend kann der Venendruck gemessen werden, der im vorliegenden Falle erhöht ist.

Die *pulmonale Insuffizienz* ohne wesentliche Rechtsherzbeteiligung zeigt in Ruhe eine mäßige Verlängerung der Ä—Z, wobei das Schlag- und Minutenvolumen im Bereich der Norm liegen und auch die Herzdynamik keine Besonderheiten ergibt. Nach Belastung kommt es zu einer Verkürzung der Ä—Z und notwendigerweise auch der D—Z, wodurch die Differenz D—Z minus Ä—Z gleich bleibt. Das Schlag- und Minutenvolumen steigen an, die Herzdynamik bleibt unauffällig.

Kombinierte pulmonale und kardiale Insuffizienz:

Die kausalgenetische Frage nach der kombinierten pulmonalen und kardialen Insuffizienz kann durch die hier besprochenen Funktionsprüfungen nicht entschieden werden. Es werden sowohl die primär zirkulatorischen Rechtsinsuffizienzen erfaßt, die dann zur respiratorischen Insuffizienz führen, als auch die zunächst respiratorischen Insuffizienzen auf Grund pulmonaler Veränderungen, die dann zur hämodynamischen Insuffizienz des pulmonalen Kreislaufs führen. Hier spielt vorwiegend das Problem des chronischen Cor pulmonale eine Rolle.

Bei der kombinierten pulmonalen und kardialen Insuffizienz handelt es sich immer um einen Dekompensationszustand. Im EKG sind die Zeichen der Widerstandserhöhung im kleinen Kreislauf (P-pulmonale) sichtbar. Meist finden sich Senkungen der Zwischenstrecken in Ableitung II und III, sowie Abflachungen der Nachschwankungen in diesen Ableitungen. Zu beachten sind die Veränderungen der Brustwandableitungen über dem rechten Präkordium. Der Äther-Decholin-Test ergibt schon in Ruhe deutlich verlängerte Äther-Zeiten bei mäßiger Verlängerung der Decholin-Zeiten. Nach Belastung wird die Ä—Z noch länger, während sich die Decholin-Zeit nur mäßig verlängert. In manchen Fällen wird sogar die Äther-Zeit absolut länger als die Decholin-Zeit, worauf später noch eingegangen wird. Das Schlagvolumen ist vermindert, die Frequenz meist gesteigert, trotzdem kommt kein ausreichendes Minutenvolumen zustande. Nach Belastung findet keine Steigerung des Schlagvolumens statt, oft wird sogar eine Verminderung des Schlagvolumens festgestellt. Die Anspannungszeiten liegen an der oberen Grenze oder sind oft verlängert. In diesen Fällen sind die Austreibungszeiten relativ verkürzt.

Merksatz der kombinierten pulmonalen und kardialen Insuffizienz: *In Ruhe* deutlich verlängerte Ä—Z, nur leichte Verlängerung der D—Z. Hierdurch ist die Differenz D—Z minus Ä—Z klein oder ganz aufgehoben, in extremen Fällen negativ. *Nach Belastung* deutlicher Anstieg der Ä—Z, nur mäßige Verlängerung der D—Z. Hierdurch wird oft die Differenz D—Z minus Ä—Z negativ.

Die Ursache der extrem verlängerten Ä—Z bei Lungenkrankheiten ist mannigfaltig. Die wesentlichsten Faktoren sind: herabgesetzte Atemexkursionen, Bronchiolenspasmus, Stauungen des Bronchialsekretes und Störungen im Gasaustausch der Alveolarkapillaren. Außerdem wird die Verlangsamung der intrapulmonalen Blutstromgeschwindigkeit bei pulmonalen Affektionen verantwortlich zu machen sein. Näher können wir an dieser Stelle auf den vorliegenden Fragekomplex nicht eingehen.

SCHLUSSWORT

Unsere vorstehende Arbeit ist als Leitfaden gedacht, der als jederzeit greifbare Arbeitsunterlage in kürzester Form nachgeschlagen werden kann. Es mußte infolgedessen auf jedes nähere theoretische Eingehen verzichtet werden, und es wurden bewußt nur die Grundzüge der hämodynamischen Regulationsmechanismen herausgestellt, die zweckmäßig einprägsam formuliert wurden. Bei Verständnis dieser Regulationsmechanismen wird es ohne weiteres möglich sein, Abweichungen der hämodynamischen Ergebnisse bei Einzeluntersuchungen richtig zu beziehen und damit die Freude an der hämodynamischen Diagnostik zu wecken und die eigenen Kenntnisse zu erweitern. Besonders sei nochmals darauf hingewiesen, daß die Methode der Kreislaufgrößenbestimmung nach WEZLER-BÖGER von uns immer mit der Bestimmung der Herzdynamik nach BLUMBERGER gekoppelt wurde, ebenso die Kreislaufregulationsprüfung nach SCHELLONG niemals als alleinige Funktionsprüfung benutzt wurde. Nur so glauben wir die erforderliche Breite der hämodynamischen Diagnostik zu erreichen, die ein wahres Bild vermittelt. Die beschriebenen Anwendungsgebiete wurden sehr eng gewählt und ebenfalls auf die Wesentlichsten begrenzt. Die Anwendung der Methoden zur Therapiekontrolle ist ohne weiteres möglich, wenn man sie beherrscht und ihre Grenzen weiß. Daß dieses Ziel der an der Kreislaufdiagnostik Interessierte erreicht, ist der Wunsch der Verfasser, die damit den Zweck der vorliegenden Arbeit erfüllt sehen.

NORMALWERTTABELLEN

I. Mittelwerte für Schlag- und Minutenvolumen

Alter J.	Schlagvolumen ccm	Minutenvolumen l/min
10 J.	30 bis 40 ccm	2,3 bis 3,0 l/min
12 J.	30 bis 40 ccm	2,3 bis 3,0 l/min
15 J.	40 bis 50 ccm	3,0 bis 4,0 l/min
18 J.	50 bis 80 ccm	3,5 bis 6,0 l/min
20 J.	60 bis 80 ccm	4,0 bis 6,0 l/min
25 J.	60 bis 80 ccm	4,0 bis 6,0 l/min
28 J.	60 bis 80 ccm	4,0 bis 6,0 l/min
30 J.	55 bis 70 ccm	4,0 bis 5,0 l/min
35 J.	50 bis 60 ccm	3,8 bis 5,0 l/min
40 J.	50 bis 60 ccm	3,8 bis 5,0 l/min
45 J.	50 bis 60 ccm	3,8 bis 5,0 l/min
50 J.	48 bis 60 ccm	4,0 bis 5,0 l/min
55 J.	50 bis 60 ccm	4,0 bis 5,0 l/min
60 J.	45 bis 60 ccm	3,0 bis 4,5 l/min

Die vorstehende Tabelle enthält Norm-Mittelwerte, wie sie von uns gefunden wurden. Der Tabelle liegen 150 Untersuchungen zugrunde.

Die Schwankungsbreite nach WEZLER-BÖGER

Allgemeiner Durchschnittswert	56 bis 86 ccm	3 bis 6 l/min

II. Normalwerte für die Pulswellengeschwindigkeit (cm/sec)

Alter:	20 bis 25	26 bis 35	36 bis 45	46 bis 55	56 bis 65	Jahre
P.W.G.:	500 bis 650	500 bis 750	600 bis 850	650 bis 950	750 bis 1050	cm/sec

Die angegebenen Werte sind Mittelwerte, errechnet nach STEINMANN, WEZLER, LUDWIG, HERZOG, MEURER.

Unsere Ergebnisse sind ebenfalls bei der Errechnung mitberücksichtigt.

III. Schwankungsbreiten nach WELZER-BÖGER

E' = 1200 bis 2400 dyn/cm^5
W = 1200 bis 2400 dyn sec/cm^5
E'/W = 0,7 bis 1,3

IV. Normalwerte der Herzdynamik

	Anspannungszeit	Austreibungszeit
nach BLUMBERGER	0,07 bis 0,09	0,23 bis 0,29
nach TIGERSTEDT	0,02 bis 0,10	0,22 bis 0,30
nach EDENS	0,03 bis 0,10	0,19 bis 0,31
eigene Ergebnisse	0,04 bis 0,10	0,22 bis 0,30

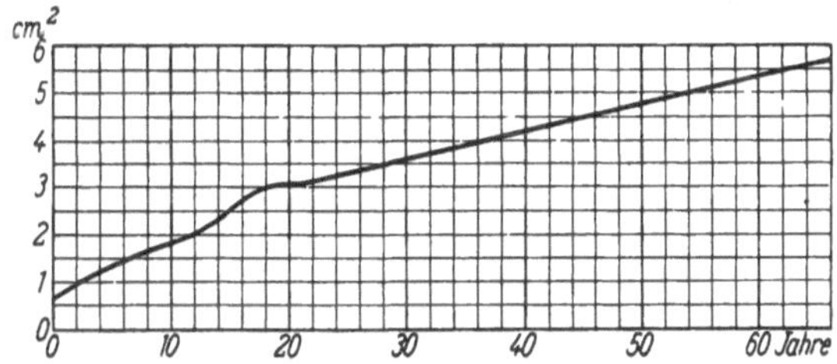

Abb. 32. Aortenquerschnitt nach SUTER

Städtische Krankenanstalten Koblenz
Medizin. Abteilung

Physikalische Kreislaufgrößenbestimmung nach Wezler-Böger
Erfassung der Herzdynamik nach Blumberger

Name: Vorname: Alter:

Abtlg.: Station:

Diagnose:

Herzbefund:

Therapie: RR:

Datum: Stationsarzt:

Größe: Gewicht:

Meßwerte:

p_s	p_d	Δp	p_m	f	AC	AF	$(AF) - (AC)$	T
mm Hg	mmHg	cmHg	mmHg	Minute	cm	cm	cm	sec

Aortenquerschnitt (SUTER): .... cm^5

Laufzeit der Pulswelle: .... sec

Errechnete Werte:

Pulswellengeschwindigkeit (PWG): ....m/sec

Elastischer Gesamtwiderstand (E'): .... dyn/cm^5

Peripherer Widerstand (W): .... $dyn\ sec/cm^5$

Quotient E'/W: ....

Körpertemperatur: Raumtemperatur:

Schlagvolumen (Vs): .... cm³

Minutenvolumen (Vm): .... l/min

Bestimmung der Herzdynamik nach BLUMBERGER:

Systolendauer: .... sec

Anspannungszeit: .... sec

Austreibungszeit: .... sec

Diastolendauer: .... sec

Auswertung:

LITERATUR

BLUMBERGER: Erg. inn. Med. **52,** 424 (1942).
BLUMBERGER: Klin. Wschr. 353 (1948).
BLUMBERGER: Klin. Wschr. 35 (1943).
BROEMSER-RANKE: Zschr. Biol. **90,** 467 (1930).

CLAWSON: Amer. Heart. J. **22,** 607 (1941).

DELIUS und REINDELL: Zschr. klin. Med. **143,** 29 (1943).
DELIUS: Arch. Kreisl.forsch. 11 (1942).

EPPINGER und HESS: Handb. d. norm. u. path. Physiol. 1937.

HOCHRHEIN: Klinik der Gegenwart, I. Bd. 1955.
HOCHRHEIN und SCHLEICHER: Med. Klin. **27,** 737—742 (1951).
HOLZMANN: Klin. Elektrocardiographie, Fretz und Wasmuth, Zürich 1945.

JUNGMANN und ERDMANN: Zschr. Kreisl. forsch. **45,** 7 (1956).

KÖHLER: Ärztl. Forschung **11,** Nr. 3, I/150 (1957).
KOPPERMANN: Zschr. Kreisl.forsch. **39,** 77 (1950).
KORTH, C.: Klin. Elektrocardiographie, Urban u. Schwarzenberg 1957.

MEYER-HEINZE-CHARTRAIN: Medizinische, Stuttgart **13,** 501 (1958).

PUTSCHBACH: Zschr. Kreisl.forsch. **19,** 20 (1935).

RANKE: Verh. Dtsch. Ges. Kreisl.forsch (1949).

REINDELL und BAYER: Zschr. klin. Med. **141,** 151 (1942).
REINDELL und KLEPZIG: Verh. Dtsch. Ges. Kreisl.forsch. (1949).
REINDELL und KLEPZIG: Neuzeitl. Brustwand- u. Extremitäten-Abl., Georg Thieme, 1953.

SACK und BERNSMEIER: Verh. Dtsch. Ges. Kreisl.forsch. (1949).
SARRE: Verh. Dtsch. Ges. Kreisl.forsch. (1949).
SCHELLONG: Regulationsprüfung des Kreislaufs
SCHIMERT: Münch. Med. Wschr. **34,** 950 (1953).
SCHMIDT-VOIGT: Dtsch. Med. Wschr. **75,** 462 (1950).
SCHUHMANN und REHBERG: Medizin 1704 (1955).
STEINMANN: Erg. inn. Med. 62 (1942).
STURM: Ärztl. Wschr. **3,** 23/24 (1948).

VEIEL: Dtsch. Arch. klin. Med. **104,** 249 (1912).
VÖLKER-KACMAREK: Zschr. Kreisl.forsch. **39**] 85 (1950).

WEBER: Dtsch. Arch. klin. Med. **108,** 311 (1912).
WEBER: Die Elektrocardiographie und andere graphische Methoden in der Kreislaufdiagnostik, Springer-Verlag 1935.
WETTERER und DEPPE: Verh. Dtsch. Ges. Kreisl.forsch. (1949).
WEZLER: Verh. Dtsch. Ges. Kreisl.forsch. (1949).
WEZLER-BÖGER: Erg. Physiol. **141,** 292 (1939).
WEZLER-GREVEN: Zschr. exper. Med. **105,** 540 (1939).

SACHVERZEICHNIS

Zeitfracht Medien GmbH
Ferdinand-Jühlke-Straße 7
99095 Erfurt, Deutschland
produktsicherheit@kolibri360.de